U0382199

张雯◎著

中／华／女／子／学／院／学／术／文／库／

强迫症与
箱庭治疗

中国社会科学出版社

图书在版编目(CIP)数据

强迫症与箱庭治疗 / 张雯著 . —北京：中国社会科学出版社，2014.7
(2019.4 重印)

(中华女子学院学术文库)

ISBN 978-7-5161-4666-8

Ⅰ.①强…　Ⅱ.①张…　Ⅲ.①强迫症-精神疗法　Ⅳ.①R749.990.5

中国版本图书馆 CIP 数据核字(2014)第 186103 号

出 版 人	赵剑英	
责任编辑	任　明	
责任校对	张依婧	
责任印制	郝美娜	

出　　版	中国社会科学出版社	
社　　址	北京鼓楼西大街甲 158 号	
邮　　编	100720	
网　　址	http://www.csspw.cn	
发 行 部	010-84083685	
门 市 部	010-84029450	
经　　销	新华书店及其他书店	

印刷装订	北京君升印刷有限公司	
版　　次	2014 年 7 月第 1 版	
印　　次	2019 年 4 月第 3 次印刷	

开　　本	710×1000　1/16	
印　　张	11.5	
插　　页	2	
字　　数	190 千字	
定　　价	48.00 元	

总　序

岁月如歌，芳华凝香，由宋庆龄、何香凝、蔡畅、邓颖超、康克清等革命前辈于 1949 年创设的"新中国妇女职业学校"发展而来的中华女子学院，已经建设成为一所独具特色的普通高等学校。学校积极承担高等学校职能，秉承引领先进性别文化、推进男女平等、服务妇女发展、服务妇女国际交流与政府外交的重要使命，坚持走"学科立校、科研强校、特色兴校"之路，正在为建成一所一流女子大学和妇女教育研究中心、妇女理论研究中心、妇女干部培训中心、国际妇女教育交流中心而奋发努力。

1995 年第四次世界妇女大会以来，性别研究和社会性别主流化在国内方兴未艾，我校抓住机会，积极组织开展妇女/性别研究，努力在此领域打造优势和特色，已取得积极成效。我校在大陆第一个设立女性学系、设立中国妇女发展研究中心、中国妇女人权研究中心，建设中国女性图书馆，率先招收女性学专业本科生和以妇女服务、妇女维权为研究方向的社会工作专业硕士研究生；我校还首批入选全国妇联与中国妇女研究会批准的妇女/性别研究与培训基地，成为中国妇女研究会妇女教育专业委员会、中国婚姻家庭法学研究会秘书处单位。

长期以来，我校教师承接了诸多国家级、省部级课题和国务院妇儿工委、全国妇联等部门委托的研究任务，在妇女/性别基础理论、妇女与法律、妇女与教育、妇女与参与决策和管理、妇女与经济、妇女与社会保障、妇女与健康等多个领域作出了颇有建树的研究，取得了丰硕的研究成果，为推进男女平等基本国策的实现、推动社会性别主流化、促进妇女儿童发展与权益保障作出了积极努力。

作为一所普通高等学校，我校也着力加强法学、管理学、教育学、经济学、艺术学、文学等学科和专业建设，鼓励教师将社会性别视角引入不同学科的研究，大力支持教师开展各自所在学科和专业的研究。特别是近年来，通过引进来、走出去等多种措施加强师资队伍建设，我校教师的科研能力与学术水平有了较好的提升，在不同学科领域，不少教师都作出了可喜的科研成果，值得鼓励和支持。

我校组织编撰的"妇女教育发展蓝皮书"系列已由社会科学文献出版社出版发行，并获得良好反响。为展示和推广我校教师在妇女/性别领域和其他学科领域的研究成果，学校特组织编撰《中华女子学院性别研究丛书》和《中华女子学院学术文库》两套系列丛书，并委托中国社会科学出版社统一出版发行。性别研究丛书将集中出版我校教师在妇女/性别理论、妇女发展的重大问题、跨学科、多学科研究妇女/性别问题等多个方面的著作；学术文库将收录我校教师在法学、管理学、教育学、经济学、艺术学、文学等学科领域有代表性的论著。入选丛书的著作，都经过校内外专家评审，有的是教师承担国家级、省部级课题或者专项委托课题的研究成果，有的是作者在修改、完善博士论文基础上而形成的成果，均具有一定的学术水准和质量。

上述丛书或文库是我校学科与科研建设成效的展示，也是献给中国妇女发展与高等教育事业的一份薄礼。"君子以文会友，以友辅仁。"我们期望，这两套丛书的出版发行，能够为关注妇女/性别研究和妇女发展的各界朋友提供一个窗口，能够为中华女子学院与学界的交流与合作提供一个平台。女子高等学校的建设与发展，为中国高等教育事业和妇女教育事业的发展增添了亮色，我们愿意继续努力，为这一事业不断添砖加瓦，也诚请社会各界继续对中华女子学院给予指导、关心、支持和鞭策。

是为序。

中华女子学院党委书记、院长　张李玺
2013 年 12 月 30 日

序

  张雯是我在北京师范大学指导的唯一硕博连读的学生，也是跟随我时间最长（在学期间五年）的学生。接触过我或者上过我的课的人都知道我是一个很强迫的人，而且这一强迫由来已久并已内化为自我人格的一部分。按照我的不成文规定，学生毕业的时候会在我的陪伴下制作毕业箱庭，这和论文答辩以及"跳崖"仪式一起昭示着学生将"离开老师"，而毕业以后再请我陪伴制作箱庭，则需要相当的工作付出。这或许算是我的强迫所立下的规矩吧。张雯是在 2010 年 6 月完成博士论文答辩毕业的。尽管我一直强调自己"时空有限心不忙"，但确实一直没有时间陪伴张雯制作毕业箱庭，当然主要原因是张雯没有提出请求，因为我一直强调学生的主动。不管怎样，张雯以此为借口一直认为自己没有毕业，也就能经常左右于我身边并与徐洁一起在北京成为我的左膀右臂。这也是我的强迫规矩成全了她的强迫借口，而我和张雯就是这样强迫地能欣然日出也能释然日落而又能不以为然的师徒。

  张雯是在博士一年级硕士的时候决定做强迫症箱庭治疗的。当时，她获得国家留学基金委建设高水平大学公派研究生项目的资助到早稻田大学联合培养一年。在早稻田大学的一年时间里，张雯除了学习和研究之外，把主要时间放到生活体验和内省自我上。特别是她发现去理解和接纳自身的强迫非常重要，如同我经常强调的"采取面对、接纳、处理、放下和超越的态度去对待各种问题，应该允许人带着症状去生活"一样。

  我向来主张学生的选题和研究计划，原则上由学生本人决定。大学教育、特别是研究生教育是"自己教育自己"的教育，学校以及研究室提供的是"自己教育自己"的平台，教师只是从侧面提供"自己教育自己"的援助，所以，原则上我不给学生课题也不干预学生的选题。记得当时在早稻田大学的研究室里，张雯谈起自己打算运用箱庭疗法探索对强迫症治疗的选题和研究计划，我当时是为之一振的。因为这也是我所关心的课题，而且从我的直感力觉得张雯正好可以通过自己的选题来解决自己的强迫问题，因为自身的患病体验和治愈过程对一个心理临床家的成长非常重要，我也走过这一历程并从中获益。当然我也为张雯捏着一把汗！原因是众所周知，强迫症属于焦虑障碍的一种，是最经典的神经症之一，被形容为心理障碍中的癌症。所以，强迫症的治疗一直是一个很有挑战性的工作，那么张雯能否坚守住和忍耐住呢？尽管我也没有担心什么，因为我深信"担心的事情百分之九十九不可能发生"，但毕竟这对刚刚进入博士课程的张雯而言是一个严峻的考验。

事实证明，张雯依靠她的不懈努力和执着坚持，她的强迫症研究和箱庭临床取得了堪称"完美"的成果：以《亚临床强迫症的影响因素及其箱庭疗法研究》为题完成了博士论文，获得了博士学位并就职于中华女子学院以及近几年颇丰的发表。而这本书正是张雯以她自己的博士论文为基础写成的，细心的读者自然会发现里面有不少充斥着论文式的枯燥和无味，当然也会有读者为此而欣喜若狂，因为这些或许正是箱庭疗法研究论文写作的范式。当我捧起细读的时候，感叹更多的地方则是书中将心理咨询与治疗以生动活泼、丰富多彩的箱庭作品的形式展现在面前。在赞叹张雯的执着坚持和强迫的同时，更感激那些接受箱庭体验以及箱庭治疗的来访者，正是他们的信任并愿意通过箱庭来表达自己的内心世界，才有这些珍贵的箱庭作品以及张雯的"完美"。

本书是张雯"集中精神力"于箱庭疗法对强迫症治疗的集大成。作为张雯的导师，在我看来这本书还有许多的"不完美"，如同我总是带着追求"完美"的强迫观念去读"不完美"并接纳其"完美"一样，这就是"完美主义"。也期待着尊敬的读者亦然。

箱庭疗法自1998年介绍到中国以来，近几年来将箱庭疗法用于神经症的治疗日益增多，多数是以个案研究的形式进行，均报告呈现较好的治疗效果。我确信，一切神经症源自爱的缺失，惟有爱可以治愈。箱庭疗法所强调的"人文关怀、明心见性、以心传心、无为而化"的理念以及箱庭疗法超越理论与言语的解释，强调与来访者建立信赖关系并提供给来访者"自由与受保护的空间"和共感理解，给了来访者爱的表达、经验和处理创伤体验的机会，促使来访者能很好地处理个体因为创伤经历所带来的各种心理问题，引领来访者进入人格重建和修复自我的重要工作。

于是，我们提出了重要的箱庭治疗假设，就是箱庭治疗的主要对象是个体的自我问题，而非症状本身。强迫症来访者多强调对自我层面的关注，如果治疗能将自我问题作为突破口而不是针对症状本身，来访者在治疗者、沙箱本身所限定的自由与受保护的空间支持下制作箱庭、关注自我，进而处理自我发展课题，放下并超越自我成为可能，问题得到解决，自性得以实现。由此我们确信，箱庭疗法不仅为来访者提供了"助人自助"的心理临床应用技术，同时给强迫症治疗带来曙光。

毫无疑问，本书的出版将为箱庭疗法在中国的发展添砖加瓦，当然更期待需要获得心理援助的人们以及箱庭疗法的学习者能从中受益。

是为序！

张日昇

（北京师范大学心理学院教授/博士生导师）

2014 年 7 月 12 日　于东京八潮

前　言

　　强迫症（Obsessive-Compulsive Disorder，简称 OCD），也称为强迫性神经功能障碍，是目前较为常见的严重精神疾病。世界卫生组织将其列入全球前 20 名失能性（disabling）疾病之一，美国全国同病率调查（NCS）结果表明，强迫症是仅次于抑郁症、酒精依赖和恐怖症的第四位常见病（Karno，1988）。

　　强迫症具有终身发病的可能性，从六七岁的儿童到年迈的老人，在任何年龄阶段都有可能诱发强迫症，但是多数强迫症患者的首次发病始于青少年期（BMJ，2006）。强迫症是一种慢性病，症状复杂，包涵多种亚型，共病情况普遍且共病类型繁多。如果没有及时诊断和治疗，将会给患者带来巨大的痛苦并严重损害其社会功能。

　　现在，强迫症已经不再被认为是罕见病，引起了医学、神经生物学、心理学、遗传学等众多学科的关注和研究。研究手段的多样化，研究方法的多元化，相邻及交叉学科的前沿科研成果推动了强迫症的相关研究，并推动其日益走向广泛和深入，不同的研究流派也对强迫症的发生、发展提出了各自独到的认识和解释。但迄今为止，对强迫症的病因及心理机制的认识尚未明了；有关强迫症在精神疾病分类系统中的类属问题、强迫症及其症候群系的分类问题以及强迫症与其他精神疾病的共病问题等研究结论还存在分歧。对强迫症有效治疗方法的探索与尝试也是强迫症研究领域的焦点问题。目前，世界上公认的对强迫症治疗效果较好的方法有暴露与反应阻止法（exposure and response prevention，简称 ERP）、认知行为治疗（cognitive behavior therapy，简称 CBT）、药物疗法（Pharmacotherapy）以及上述任意两种方法的结合（NICE，2006）。尽管上述方法的疗效略优于其他方法，但是治疗过程中出现的患者中途退出、病情反复等状况让治疗者们开始关注"治疗阻抗"（treatment resistant）等问题（Bernadette，

2008）。在现有治疗方法的基础上，研究者纳入新的治疗元素，探索新的治疗方法，呈现出从单纯地消除症状行为转变为关注咨访关系、注重对强迫症患者的情感理解和支持等人文关怀的新趋势。

在普通人群中，强迫症的患病率为2%—3%，并有上升的趋势（Karno et al，1988）。亚临床样本（subclinical sample）因此也成为强迫症研究领域一个关键群体，较之临床样本，该群体强迫症状的类型和性质大体相同，但共病程度较轻，且治疗经验特别是药物使用较少，方便研究者对单纯强迫症的系列问题进行研究。

本书在系统梳理强迫症领域有关文献后，整合现有心理学流派对强迫症的理论观点，以普通群体为研究样本，考察诱发强迫症状发生发展的影响因素及其形成模式。在此研究的基础上，本书采用箱庭疗法（sandplay therapy）对强迫症状个体进行心理治疗，考察强迫症状个体的箱庭特征以及箱庭治疗的过程和效果，以期对强迫症的病因及心理机制的认识提供新的视角，为强迫症的治疗探索新的有效的方式方法。

目　录

上篇　理论综述

下篇　实证研究

上　篇

理论综述

第一章

强迫症的概述

第一节　强迫症的概念与内涵

　　强迫症概念最早来自 1838 年法国精神病学家埃斯基罗尔（Esquirol）报告的一例强迫性怀疑的病例，并把它归为单狂。1861 年，莫雷尔（Morel）也描述了类似的病例，称为情绪性妄想。直到 1866 年，Morel 正式提出了强迫症的名称。其后弗洛伊德在神经症的分类中，把强迫症作为独立的疾病与癔症并列，归入精神神经症一类，并对此症进行了深入的研究，提出了关于强迫症的精神分析理论。在过去的几十年里，人们对强迫症概念的认识经历了很大的变化，逐渐将闯入性的想法、冲动、情感（obsessions），即强迫观念与妄想区分开，认为前者有一定的自知力，并将强迫性的冲动（compulsions），即强迫行为与突发性的、习惯化的冲动行为（impulsive behaviors）区分开。

　　美国精神病学会（APA）对强迫症的诊断标准和定义做过多次的修改。在 DSM-III 中，强迫症被界定为焦虑障碍的一种。但这种界定至今仍然没有被广泛接受，早在 1992 年，世界卫生组织即表明在精神疾病的国际分类系统中强迫症不应该隶属于焦虑障碍。DSM-IV-TR（美国精神疾病诊断标准第四版修订版）中，仍将强迫症归属焦虑障碍，认为其核心症状是"持续反复的强迫观念或强迫行为（如每天持续 1 个小时以上），造成个体明显的困扰或严重的功能损害"。强迫观念是指反复持续地闯入个体意识中的、不受欢迎的，给个体带来明显的焦虑或困扰的想法、冲动和影像。强迫行为是个体为了减少由强迫观念带来的痛苦而被迫进行的持续的、仪式化的外显的（行为）或内隐的（心理）活动，有别于因为某种特殊诱因而出现的重复行为（APA，2000）。值得注意的是，强迫观念与内隐强迫行为是不同的，前者的发生是本能的，通常由令个体害怕的环境刺激或事件引发，给个体带来了焦虑或困扰；而后者是个体主动发起的，尽管很多时候不是出自本愿，其目的是为了获得安全感或者降低焦虑情绪。

临床样本中，大部分强迫症患者（70%以上）同时具有强迫观念与强迫行为（Welner 等，1976），而亚临床样本则相反，低于 1/3 的个体报告同时具有强迫观念和行为（Karno & Golding，1991；Kolada 等，1994；Weissman 等，1994）。尽管强迫症个体自知力较差，但他们大多承认这些观念和行为是无意义的，希望摆脱它们。常见的强迫观念有害怕给他人带来危险；害怕自己会有危险；害怕被污染；有对称性和确定性的需要；有关性或宗教内容的观念；害怕做出让人不能接受的行为；害怕犯错误。常见的强迫行为有清洁打扫；洗手；检查；收拾布置；囤积；请求再保证（BMJ，2006）。大部分的强迫症个体，特别是儿童个体，会将其他家庭成员卷入他们旷日持久的强迫观念和强迫行为中，从而影响家庭关系以及家庭成员的心理健康。

不难发现，在强迫症的系列研究中经常出现"亚临床"（subclinical）或"非临床"（non-clinical）这种表达。亚临床强迫症是指那些具有强迫症状、自我不和谐程度较轻、并未达到强迫症临床诊断标准的个体（Flament MF 等，1988）。亚临床强迫症是强迫症的早期形式（Anita & Tomasz，2005），属于强迫症症候群连续体中比较轻的一端，与强迫症有很多相似的症状特点（Frost 等，1994；Gershunny & Sher，1995）。

拉赫曼和西尔瓦（Rachman 和 De Silva，1978）的研究发现闯入性想法（intrusive thoughts）在非临床人群中也非常普遍。这些想法不断地重复和严重，最终发展为强迫观念或行为（Muris 等，1997）。随着对强迫症研究的深入和不断认识，研究者们开始认为强迫症系列现象并不是临床特有的罕见症状，在普通人群中也有可能发生，以非临床群体为样本进行的系列研究证明了这点（David，2003）。一个流行病学的调查发现，2200个受访者中有 22%—26%的人报告有过强迫观念或强迫行为（Stein 等，1997），但是只有 0.6%达到 DSM-IV 临床诊断标准。米克尔（Miquel）等人（2004）以正常大学生为样本进行的人格特质研究发现，神经质比年龄、性别、抑郁程度等因素更能预测强迫观念与行为的严重程度。

现在很多强迫症的研究都使用亚临床样本，一方面是因为临床样本有很多因素无法很好地控制，如患者在长期治疗中所习得的学习经验，复杂严重的共病情况，会导致研究结果出现更多的误差（Miquel 等，2004；Carol 等，2002）。大部分的临床患者都进行了长期的各种治疗，这被认为是强迫症研究中最难以应对的事情（Hamilton，2008）。另一方面，亚临床样本要比临床样本更容易取得，因为二者症状的相似性，亚临床强迫症的研究结论是强迫症问题的有效的参考（Burns 等，1995；Frost 等 1994；Gibbs，1996；Mataix 等，2000）。

第二节　强迫症的诊断与评估

强迫症起病较早，首次发病多见于童年期或青少年期，持续时间较长，症状复杂多变，不同个体的症状甚至同一个体在不同时期的症状也会表现出较大差异，给强迫症的诊断和评估带来很大困难。

在临床上对于强迫症的诊断一般有两种方法：一是通过临床诊断性会谈确定病人是否患有强迫症，目前主要依据的诊断标准有《中国精神疾病分类方案与诊断标准》（CCMD-III）、美国《诊断与统计手册：精神障碍》第四版（DSM-IV）、联合国《疾病和有关健康问题的国际统计分类》（ICD-10）；另外一种方法就是通过向病人呈现自我报告测量问卷，对于强迫症的自我评估工具最主要的就是耶鲁—布朗强迫症量表（Y-BOCS）。

一　诊断标准

（一）《中国精神障碍分类与诊断标准》第 3 版（CCMD-III）对强迫症的诊断标准

强迫症（强迫性障碍）一种以强迫症状为主的神经症，其特点是有意识地自我强迫和反强迫并存，二者强烈冲突，使患者感到焦虑和痛苦。患者体验到这些观念或冲动来源于自我，但违反自己的意愿，虽极力抵抗，却无法控制。患者也意识到强迫症状的异常性，但无法摆脱。病程迁延者以仪式动作为主，精神痛苦减轻，但社会功能严重受损。

1. 症状标准：符合神经症的诊断标准，并以强迫症状为主，至少有下列一项：

（1）强迫思想为主，包括强迫观念、回忆或表象及强迫性对立观念、穷思竭虑、害怕丧失自控能力等。

（2）以强迫行为（动作）为主，包括反复洗涤、核对、检查或询问等。

（3）上述的混合形式。病人称强迫症状起源于自己内心，不是被别人或外界影响强加的。强迫症状反复出现。病人认为没有意义，并感到不快，甚至痛苦，因此试图抵抗，但不能奏效。

2. 严重标准：社会功能受损。

3. 病程标准：符合症状标准至少 3 个月。

4. 排除标准：

（1）排除其他精神障碍引起的继发性强迫症状，如精神分裂症、抑郁症、恐惧症等。

（2）排除脑器质性疾病，特别是基底节病变引起的继发性强迫症状。

5. 鉴别诊断：有典型的强迫症状，且迫切要求治疗者，一般诊断不难。但慢性病例在试图摆脱强迫症状失败之后，易形成适应病态体验的行为方式，此时求治要求并不是十分迫切。临床上需与以下疾病鉴别：

（1）精神分裂症。精神分裂症可出现强迫症状，但往往不为强迫症状苦恼，无主动克制或摆脱的愿望、无治疗要求，且症状内容多荒谬离奇，对症状无自知力。最主要的特点是分裂症患者具有精神分裂症的阴性或阳性症状。

（2）抑郁症。抑郁症患者可出现强迫症状，而强迫症患者也可有抑郁情绪。鉴别时主要识别哪些症状为原发性的，并伴有哪些主要临床症状。抑郁症患者的强迫症状可随抑郁情绪的消失而消除；而强迫症患者的抑郁情绪也可因强迫症状的减轻而好转。两类症状独立存在者，应作出两种诊断。

（3）脑器质性精神障碍。中枢神经系统的器质性病变，特别是基底节病变，可导致强迫症状。此时主要根据有无神经系统病史和体征及相关辅助检查进行鉴别。

强迫障碍除常与精神分裂症和抑郁症共存外，还可与多动秽语综合征、抽动障碍、惊恐障碍、单纯恐惧症和社交恐惧症、进食障碍、孤独症等同时存在，均应按照诊断标准分别作出诊断。

（二）《诊断与统计手册：精神障碍》第 4 版（DSM-IV-TR）强迫症的诊断标准

强迫症是严重影响个体日常生活的周期性强迫观念或者强迫动作。其中强迫观念是在某一时间所体验过的思想、冲动或意向，反复地或持久地闯入头脑，以致引起显著的焦虑或痛苦。通常强迫观念的症状是反复考虑或者怀疑是否被污染而不洁，导致别人受伤害，或者怀疑是否锁门等。强迫动作指的是通过反复的行为或者精神活动来阻止或者降低焦虑和痛苦。常见的强迫动作包括反复洗手、检查和计算。

强迫观念和强迫行为在 DSM-IV-TR 中的诊断标准如下：

1. 强迫观念：（1）一些想法、冲动或者影像重复产生并持续，是强迫性闯入意识的、不适宜的，并引发个体显著的焦虑或者痛苦情绪；（2）焦虑或者痛苦情绪不只是对现实问题的过度焦虑；（3）个体试图用其他观念或者行动来忽略和压抑这些观念；（4）个体能够认识到强迫观念是思维的产物。

2. 强迫行为：（1）重复的行为（洗手、检查）或者心理动作（祈祷、默念），是因为受到强迫观念或必须严格按照规则行事的观念驱使；（2）强迫行为的目的是为了摆脱或者减轻痛苦情绪，或者阻止一些可怕的事情或情况发生；但强迫行为与他们试图压制或者阻止的事情之间的联系不具有现实性，或者明显过度。如果个体由于强迫行为每天至少有一小时持续感受到明显的痛苦情绪，或者个体的正常机能明显受到了损伤，这样的个体就可以被诊断为强迫症患者。

当前，CCMD-Ⅲ把强迫症作为一个独立的疾病类别，认为是以有意识的自我强迫和反强迫同时存在的强迫观念或强迫行为为主要特征的神经症，而 DSM-IV 将其和恐怖性焦虑障碍、惊恐障碍、广泛性焦虑障碍、急性应激障碍及创伤后应激障碍归入焦虑障碍一类。但 DSM-IV 关于强迫症的诊断标准比 CCMD-Ⅲ更精确，规定必须具有强迫观念或强迫动作，或者两者都有，并且这些观念或动作必须来自患者内心。强迫观念是在整个病程中某一段时间所体验过的想象、思想、意念反复或持久地不适合地闯入头脑，并引起患者显著的焦虑和痛苦，患者必须试图忽略或压抑这种强迫观念或用其他思想动作来对抗它。强迫动作是为了对抗强迫观念的反应或按照僵硬执行的规则而不得不进行的反复行为或动作，这些行为和动作是为了减轻痛苦，预防一些可怕的事情或情境发生，并且这些行为或动作必须是过度的，实际上并不能起到所预期的作用，一天中至少一小时的强迫动作表示强迫症状已达到了相当严重的程度。

从强迫症的概念和诊断标准可以看出，强迫症在情绪上表现为以焦虑情绪为主，在行为上表现出重复无意义的动作或思维，而且这些行为是无法控制的，并为此感到痛苦。

二　强迫症状的评估

（一）Yale-Brown 强迫量表（Yale-Brown Obsessive Compulsive Scale）

Yale-Brown 强迫量表是一个半结构化的访谈问卷，由美国戈德曼（Goodman）等编制，是目前国际上临床和科研中最为常用的强迫症状评定工具，量表条目简洁而内容涵盖了强迫症状属性的各个方面，评估者可以排除千变万化的强迫症状内容的影响，进而直接评估症状的严重程度。该量表总共包括 10 个项目（5 个评估强迫思维，5 个评估强迫动作），每个项目采用从 0（表示没有症状）到 4（表示症状非严重）的 5 点评分。其编制者戈德曼等对量表进行评估时所获得的内部一致性信度为 0.89，弗罗斯特（Frost）等在亚临床强迫症中进行的研究显示其一致性信度为 0.88，与原作者的结果非常接近。Y-BOCS 先后被译为多种语言版本，研究显示在不同的文化环境中均具有可接受的信度和效度。

中文版 Y-BOCS 内部一致性信度为 0.78（徐勇，2006），这一结果与国外的研究一致。同时，Y-BOCS 也有很好的评定者间一致性，不同评定者间总分及条目的相关系数均在 0.82 以上。两周后进行重测发现两次评分之间也存在显著性相关（r > 0.40），显示 Y-BOCS 具有良好的信度。但强迫思维分量表与汉密顿抑郁量表（HAMD）、汉密顿焦虑量表（HAMA）均存在显著相关，因此强迫思维量表区分效度欠理想，这与阿瑞登（Arrinden）及伍迪（Woody）等人的研究结果相近。Y-BOCS 中文版具有可接受的信度和效度，具有临床和科研使用的价值。

（二）Padua 量表（Padua Inventory，PI）

Padua 量表是由意大利学者圣阿维奥（Sanavio）编制，用于强迫症症状的自我评定。在 PI 制定以前，缺乏针对 OCD 症状专门研究的自我评估问卷。PI 先后在意大利、澳大利亚、英国、北美、荷兰和爱尔兰等多个国家得到了修订，显示了良好的信度和效度。研究证明，PI 可以很好地区分正常人群和 OCD 患者，并且对 OCD 和其他精神疾病也有一定的辨别能力。PI 总共包括 60 个项目，各项目均是 0—4 的 5 点程度评估，0 代表没有，4 代表严重。PI 可以应用于正常人群和临床人群。圣阿维奥最初制定 PI 用因素分析结果得到四个因素，分别测量强迫观念和强迫行为。因素 1：思维控制与怀疑感；因素 2：污染；因素 3：检查；因素 4：受驱使与行为失控感。

钟杰等人（2006）将 Padua 量表引进中国，考察其在中国非临床样本中的因素结构，并检验 PI 的总分和各因素分的性别差异。使用探索性因素分析获得了 PI 的 4 个因素：思维失控与怀疑感、受驱使与行为失控感、污染和检查。信度检验发现 n 总分的 α 系数为 0.96，四个因素的 α 系数分别为 0.94、0.85、0.86、0.83，重测信度分别为 0.77、0.87、0.85、0.84，得出结论认为 PI 具备合格的信度。

（三）强迫行为检查量表·修订版（Compulsive Activity Checklist-Revised，CAC-R）

强迫行为检查量表——修订版（Compulsive Activity Checklist-Revised）是由美国斯泰古蒂（Steketee）和弗洛伊德（Freund）根据 DSM-IV-R 诊断标准制定的测定强迫行为严重程度的量表，条目的内容简单易懂，并有较客观的评定标准，在西方国家临床和科研上得到广泛应用。

倪俊芝（2001）对该量表进行了本土化，以医院的强迫症患者为研究对象，将 CAC-R 总分与耶鲁—布朗强迫量表的效度检验资料进行相关性检验，结果发现两者呈显著正相关（r = 0.65），表明强迫行为检查量表（CAC-R）对强迫行为严重程度有较高的敏感性和特异性。再将强迫症病人的 CAC-R 评定结果与其自身的 SCL-90 总分以及各因子分进行相关性检验，结果表明 CAC-R 量表分只与 SCL-90 中强迫因子分呈高度正相关，说明该量表对评定强迫症状有较好的敏感性及特异性，是评定强迫行为严重程度的有效工具。

（四）强迫症问卷修订版（Obessive-Compulsive Inventory-Revised）（OCI-R）

最初的 OCI（Foa、Kozak、Salkovskis、Cole 和 Amir，1998）包含 42 个项目、7 个分量表，使用 Likert 五点计分法分别评价了每种症状的频率和严重程度。OCI-R（Foa 等，2002）是对于 OCI 的修订，为使施测、计分更容易和方便，项目被压缩至 18 个，形成 6 个分量表，每个分量表有三个项目，仍使用五点计分法来评价病人的痛苦程度。这些分量表包括：清洗、检查、排序、强迫观念、存储及在头脑中进行的中性化行为。

在使用临床样本进行测量时，此量表呈现良好的内部一致性信度（Foa 等，2002），间隔两周后的重测信度也很好（0.74—0.91），还有很好的汇聚效度和区分效度（Foa 等，2002）。

　　总之，OCI-R 与原来版本存在较高的相关，表现出很好的心理测量特征，且量表长度较短，用时较少。它还可以在不同症状的严重程度之间进行比较，在做诊断决定时是一份很有帮助的问卷。但不足是缺乏独立的严重程度分量表，并且强迫行为所占比重大于强迫观念。

　　（五）症状自评量表（Sysmptom CheckList 90，SCL-90）

　　症状自评量表（Sysmptom CheckList 90）是由德诺伽提斯（Derogatis，1975）在不适量表（Discomfort Scale）的基础上编制而成，共包含 90 个项目，囊括了广泛的精神病症状学内容，反映了 9 个方面的症状：躯体化、强迫症状、人际关系敏感性、抑郁、焦虑、敌对、恐怖、偏执和精神病性。采用 5 点记分的方式来考察患者症状的严重程度，能够评定个体一段时间，通常是一周的主观感受。从 1 分代表无症状到 5 分代表症状严重，依次递进。总分即为 90 个项目的得分总和。总分 160 分为临床界限，超过 160 分说明测试人可能存在着某种心理障碍。并且，任一因子得分超过 2 分为阳性，说明可能存在着该因子所代表的心理障碍。每一种心理问题的阳性因子个数大于 2，则说明在该种心理问题上存在问题。该量表是目前国内应用最广泛的心理健康评定量表之一，可以简单有效评定个体的总体症状情况，也是对非临床样本的强迫症状进行研究的主要评估工具之一。但该量表为非特异性量表，只能提供一个症状的大体描述，而且反映的强迫症状的内容不够全面、细致，很多强迫症状都没有代表。本量表在国内外的精神卫生领域得到了广泛应用。

第三节　流行病学资料

　　对强迫症临床特征的描述已经有 100 多年的历史（Janet，1903），我们对强迫症的认识绝大部分来自临床上的病人。流行病学研究样本与临床样本不同，可以为我们认识强迫症提供一种新的视角。流行病学主要研究普通人群中的患病情况，对于描述强迫症在社区中的发生率以及分布情况有重要参考。另外，可以解释那些没有被诊断以及接受治疗的强迫症患者的自然历史以及症状特点，为强迫症病因学的研究辨明危险因素提供有意义的线索。

一　发生率

　　临床上对强迫症发生率的统计从 0.1%—4% 范围变化很大，大部分的评估在 1%—4% 之间（Ingram，1961；Templer，1972）。在过去的 20 年里，随着公众对强迫症认识的提高、接受有效治疗愈加便捷以及诊断标准的改变，这个数字一直在呈上升趋势（Stoll 等人，1992）。

在过去很长的一段时间里，人们根据临床的发生率认为强迫症是一种很罕见的病，在普通人群中的发生率约为 5/1000（Rudin，1953）或者 5/10000（Woodruff & Pitts，1964）。然而，近年来的流行病学研究结果表明，强迫症在社区中的发生率远比过去认为的高。20 世纪 80 年代初期，流行病学受托区（The Epidemiologic Catchment Area）在美国五个州的一次大规模调查发现，强迫症在成人中的发生率平均为 2.6%，过去一个月的发生率平均为 1.3%。这些数据依据 DSM-III 的诊断结果，并且没有排除精神分裂症以及严重抑郁的共病患者。如果将上述患者排除，强迫症的终身发生率约为 1.7%（Karno 等，1988）。使用相同方法在加拿大埃德蒙顿市的调查结果表明，强迫症的终身发生率为 2.9%（Kolada 等，1994）。此外，跨文化强迫症合作小组（CNCG study；Weissman 等，1994）。在世界范围内对六个国家、地区（加拿大、德国、韩国、新西兰、波多黎各和中国台湾）的强迫症患病率进行评估和比较，发现强迫症每年的患病率在不同的国家和地区基本一致，为 1.9%—2.5%，只有台湾的患病率比较低，约为 0.7%。这一结果表明强迫症在世界范围内是较为普遍的精神疾病（Weissman 等，1994）。

跟成人一样，过去人们认为强迫症在儿童期很少见，根据儿童临床样本估计儿童强迫症的发生率约有 0.2%（Hollingworth 等，1980）。然而近期，对那些没有选择接受治疗的中学生的调查发现，强迫症的发生率为 1.9%—4.1%（Flamen 等，1988；Thomsen，1993；Valleni-Basile 等，1994；Zohar 等，1992）。

综上所述，强迫症在普通人群中并不是一种罕见的疾病。临床数据较低的原因除了样本不同外，还有一个重要的原因是很多强迫症个体对他们的病情感到羞耻并且遮遮掩掩，不愿意让别人知道，因而回避精神疾病治疗。因此，这类潜伏在普通人群中的亚临床样本也是强迫症研究中一个很重要的组成部分，他们与临床样本在社会学因素、共病、病情严重程度以及病因学方面都存在着诸多不同，需要我们区别对待。

二　性别

大部分临床样本的研究发现，强迫症患者中女性所占的比例略大

（Rasmussen & Eisen，1992）。ECA 的调查结果发现，随着年龄的增大，强迫症在男女中的发生率均有下降，发生率最高的年龄组是 30—44 岁。在每个年龄组，女性的终身发生率均高于男性（3.0% & 2.0%）。但是，这种差别在控制了人口统计学变量后便消失了（Karno & Golding，1991；Karno 等，1988）。同样的，跨文化合作研究的结果也表明，几乎在所调查的每个国家，女性的发生率都略高于男性（Weissman 等，1994）。

三 人种/种族

强迫症的另一个显著特征是在临床样本中少数人种非常罕见。这得到 ECA 研究的支持，他们发现，与非西班牙白种人相比，非裔美国人和西班牙人的终身发生率比较低，只达到了白种人的一半（Karno 等，1988）。

中国香港根据临床样本统计的发生率为 0.1%—0.6%（Lo，1967）。同样的，跨文化合作研究也发现，与其他国家和地区相比，中国台湾地区的发病率只有 0.7%，明显低于平均数 2.0%（Weissman 等，1994）。1982 年，我国在全国 12 个地区采用统一的诊断标准、筛选工具，并对使用标准化的检查方法，根据统一的调查程序和时点进行调查，发现强迫症患病率为 0.03%，城乡地区相似。此结果明显低于国外研究，其原因可能是此次精神疾病流行病学调查重点在重性精神疾病的筛选，如精神分裂症、情感障碍及精神发育迟滞等，所采取的诊断标准是首次拟订的中国精神疾病流行病学调查用手册（1985），与 ICD 及 DSM 系统有一定出入。另外，这可能与我国文化因素有一定关系。

四 社会经济地位和教育水平

来自临床样本的总的印象是强迫症患者的社会经济水平通常处于中等或稍高地位，一般拥有中等或较高的智力水平（Ingram，1961；Kringlen，1965；Templer，1972）。在匹配了性别、年龄以及开始接受治疗时间等因素后，与那些在相同治疗机构的单项抑郁患者相比，二者在社会经济地位和教育水平上并没有明显差别，强迫症患者平均智商较高，但是视觉空间任务上表现较差（Rasmussen & Eisen，1992；Rasmussen & Tsuang，1984）。

然而，来自流行病学的研究数据并没有发现强迫症个体有较高的社会阶层、教育水平及职业状况。ECA 的调查结果发现，在控制了其他人口统计学因素后，强迫症个体与非强迫症个体在失业状况、收入水平以及职业类型上没有显著差异。但是，那些没有完成规定学业以及在过去五年里失业时间超过六个月的个体容易得强迫症（Karno & Golding，1991；Karno 等，1988）。

五　婚姻和生育状况

另一个来自临床样本的印象是强迫症患者很少结婚，或者婚姻失调，较少生育（Hafner & Miller，1990；Ingram，1961；Kringlen，1970；Rasmussen & Eisen，1992）。但是，在 Coryell 的临床研究中，没有发现强迫症患者的婚姻状况与其匹配的控制组单项抑郁患者有明显差别（Coryell，1981）。相反，ECA 的研究表明，在控制了人口学因素后，婚姻稳定的个体的强迫症发生率最低，有过一次分手或离婚经历的个体发生率中等，最高的是那些经历过不止一次分手或离婚的个体（Karno & Golding，1991；Karno 等，1988）。

上述研究结果表明，强迫症个体较少地选择结婚、生育以及稳定的婚姻关系，但是这也是其他精神障碍所共有的特点，并非强迫症独有。研究者搞清楚这些问题需要在以后的研究中对强迫症个体的人格特点、家庭功能、症状严重程度、共病情况及接受治疗的过程等因素进行综合评估（Rasmussen & Eisen，1992；Rasmussen & Tsuang，1984）。

六　出生顺序

按照精神分析的假设，强迫症状的产生是由于"自我过早地发展"（Freud，1966），因此，凯顿（Kayton）和博奇（Borge，1967）假设那些有强迫症状的个体更多可能是家里第一个出生的或者独生子。他们将 40 名强迫症个体与另 40 名没有强迫症状的个体比较后发现，前者有 31 名（78%）是家中老大或独生子，而后者只有 11 名（28%）（p < 0.001）。这种差别有可能是因为被试仅局限于男性造成的，可能的解释是家长对于男孩不成熟的教养方式或更大的成就期望。斯诺登峰（Snowdon，1979）在随后的研究中也指出，与人口学因素匹配的非神经质控制组相比，男性强迫症状个体更多的是排行老大或独生子。

然而，上述研究结论没有得到后续研究的支持。科里尔（Coryell，1981）发现，尽管与控制组相比，强迫症个体中是排行老大的人数更多

（41% & 26%），但是二者并没有达到显著差异水平。康纳和汉纳巴塞维纳（Khanna and Channabasavanna，1987）对 392 名强迫症个体的研究中也没有发现出生顺序这一因素的特别优势。

七　起病年龄

在所有临床和流行病学研究中，大部分强迫症个体起病年龄在 25 岁以前，至少有 65% 的个体起病更早，平均年龄在青春后期或 20 岁之前。青春期前后是起病较多的时期（Karno & Golding，1991；Rasmussen & Eisen，1992）。有数据表明，男性起病年龄比女性早（Noshirvani 等，1991）。此外，据强迫症患者回忆，他们在满足诊断标准之前的很多年里就已经有了强迫症状，而且很多人在患有强迫症很多年以后才寻求治疗帮助（Kringlen，1970）。

一些有关儿童青少年强迫症的研究表明，强迫症状的发病在儿童早期就会发生（Flament 等，1988；Pauls 等，1995；Riddle 等，1990；Swedo 等，1989）。来自遗传学的一些研究发现，那些越早发病的个体其家庭亲族中有强迫症状的可能性越大。

在临床和流行病学研究中，也有极少数的个体起病较晚，首次起病在 40 岁以后（Rasmussen & Eisen，1992）。ECA 的研究发现，64 岁以后女性起病率有明显的增长（Eaton 等，1989）。这些晚期发病的案例可能代表了强迫症的另一种致病路径。

八　主动求助比例

强迫症状给患者带来很多不利的社会心理影响和经济后果，造成严重的社会心理困难以及职业功能障碍（Hollander、Stein 等，1998；Koran、Thieneman & Davenport，1996）。每年美国政府在强迫症研究方面的投入超过 80 亿美元（DuPont、Rice、Shirak & Rowland，1995），尽管如此，还是有相当数量的强迫症患者没有得到诊断和治疗。据 OCF（美国强迫症基金会）调查表明，强迫症个体从首次起病到寻求专业帮助的间隔时间平均为 10 年（Hollander、Stein 等，1998）。影响强迫症患者延迟求助的因素有很多，公众对这种疾病的了解相对有限，很多患者因为难堪、羞耻等原因不愿意公开承认他们的症状，并且在他们的精心掩饰下，很多患者的亲属和朋友不易发现其患病事实。此外，害怕被贴上精神疾病的标签也使得很多强迫症患者不愿意主动求助专业治疗。

第四节　共病情况

强迫症的共病情况很普遍，临床上很多强迫症患者同时具有轴 I 和轴 II 的其他精神疾病，流行病学的研究发现，75%的亚临床样本至少还具有 1 种轴 I 疾病。强迫症中最常见的共病类型是抑郁，临床样本中约 85%的强迫症患者同时伴有抑郁（Rasmussen & Eisen，1992；Welner 等，1976），美国和加拿大的亚临床样本中约 30%的患者伴有重度抑郁（Karno 等，1988；Kolada 等，1994）。其他共病的焦虑障碍还有恐怖症（约 40%）和惊恐障碍（约 10%）（Rasmussen & Eisen，1992）。

珍妮特（Janet，1903）曾指出所有的强迫症患者均有人格方面的缺陷，路易斯（Lewis）和以后的临床研究者发现大部分的强迫症患者（约 70%）有明显的或中度的强迫人格特质（Ingram，1961；Kringlen，1965；Lewis，1936；Templer，1972）。有研究表明将近 50%的强迫症患者同时具有强迫型人格障碍（Kolada 等，1994；Nestadt 等，1991），尽管一些研究者认为这个数据有些夸大其实（Rasmussen & Eisen，1992）。其他共病的人格障碍还有依赖型人格障碍、回避型人格障碍以及消极攻击型人格障碍。

有关精神分裂症与强迫症共病的研究结果存在很多争议，一些研究者认为二者共病状况要比我们所认为的更加普遍，共病发生率约为 10%（Rasmussen & Eisen，1992）。

临床上一些其他疾病中也有伴随强迫症状的现象，如亨廷顿舞蹈病（Huntington's chorea）、嗜睡性脑炎（encephalitis lethargica）、帕金森病（Parkinson's disease）、妥瑞氏症候群（Tourette's syndrome）、希德罕氏舞蹈症（Sydenham's chorea）以及特定类型的癫痫病（certain epilepsies）（Grimshaw，1964；Leonard 等，1992b；Lieberman，1984；Mayer-Gross 等，1960）。此外，大脑某些区域的损伤，如局部缺血、肿瘤等也会伴随强迫症状的出现（Hillbom，1960）。最近，有些研究者开始关注链球菌感染并发症（streptococcal infection）的易感性与强迫症之间的关系（Swedo 等，1993），还有些研究者怀疑一些生物学危险因素会导致强迫症状的出现或恶化，如怀孕（Neziroglu 等，1992）或非法药物的使用（Crum &

Anthony，1993）。这些情况为我们更好地理解强迫症的病理生理学提供了潜在的基础，但是，大部分的强迫症患者很少有大脑生理方面的直接证据，并且强迫症的致病机制并不清楚。

小结

通过以上对强迫症的概述，我们可以看出，强迫症是一种起病较早、病程较长、症状较为复杂的精神疾病，个体往往伴随严重的焦虑、抑郁等情绪困扰或其他心理、身体的疾病，其正常的社会心理功能和社会生活均受到严重影响。由于公众对这类疾病的认识不够、诊断本身的困难性以及患者自身的心理障碍，导致很多强迫症患者从首次起病到寻求专业帮助往往要经历很长的时间，增加了随后治疗的难度。此外，普通人群中也潜伏着很多具有强迫症状的个体，因为没有达到临床诊断的标准或自身缺乏有效的认识，害怕受到外界的非议和评价，饱受强迫症状带来的困扰却没有得到及时有效的治疗和帮助，为进一步发展成严重的心理障碍埋下恶种。因此，以亚临床群体为样本，研究这类群体强迫症状的特点、影响因素、发生发展的心理机制以及探索有效的预防和治疗的方法对于更好地理解强迫症、预防强迫症的发病都有积极的意义。

第二章

强迫症的理论模型

　　强迫症的复杂性、难治性及其对个体身心的严重危害性，促使遗传学、医学、神经生物学以及心理学等多门学科对其展开广泛研究，来自不同视角、不同学科的研究一方面促进了对强迫症的认识和了解，但另一方面也造成目前强迫症研究领域的纷乱复杂，多数研究都是从一己之见出发，导致研究结果出现很多分歧，整合较为困难。心理学的各种理论流派也对强迫症的心理机制及治疗方法进行了大量的研究，影响最大的当属最初研究强迫症的精神分析学派（Rice，2004）以及当前对强迫症治疗影响最大的认知行为流派（Whittal 等，2002）。

第一节　精神分析理论

一　传统精神分析理论

　　尽管对强迫症的研究已经逐渐退出精神分析流派的舞台，但是传统精神分析理论对洞察强迫症的本质依然提供了很多重要的观点。弗洛伊德是第一个将强迫症命名为"强迫性神经官能症"（obsessional neurosis），并将其从其他神经衰弱症中分类出来的心理学家。传统的精神分析学派认为，强迫症是一种神经官能症障碍，其特征一方面是自我与超自我的冲突，另一方面是攻击本能和性本能从本我中释放的结果。因此，强迫症患者所具有典型的强迫观念，被看作是意识所不能接受的攻击本能或性本能的爆发，或者是对过度严厉的超自我的惩罚，而自我则陷入与不能忍受的本我冲动和过度道德化的超我的双重斗争中（Fenichel，1945）。

　　正如传统精神分析的人格系统理论所强调的那样，强迫症患者也有相同的三层人格系统（本我、自我、超我），而且三者之间存在矛盾和冲突。强迫症患者与正常人的区别只是在于缺乏整合或平衡这些相互矛盾的"我"之间关系的能力。例如，强迫症患者只是拼命压抑本我的冲动，而正常人却可以通过适当的方式来应对它们。造成上述失衡的原因主要有两个，其一是过度严厉的超我，其二是高水平的攻击性。前者被认为是源自个体对过于严厉苛刻的重要他人的认同，而后者部分是因为天生秉性如此，部分是因为过多愤怒情绪的象征性表达（Blatt & Shichman，1983；Kernberg，1984；McWilliams，1994）。在《鼠人》一书中，弗洛伊德（1909—1955）着重叙述了一个对父亲及其他重要他人有着爱与恨的矛盾情感的角色。传统精神分析认为，对父亲及其他重要他人的攻击性所带来的基本矛盾冲突，可以解释强迫症患者的复杂症状和人格特点。这种矛盾情感（ambivalence）冲突能更好地理解强迫症患者的心理防御机制，回避本能冲动将其人格向相反方向转变。例如，强迫症患者采用"隔离"等防御机制来抵制不好的本能冲动，他们将情感与思维割裂开，在概念和思维的世界里寻求庇护，从而导致对思维的过度重视而忽视了情感和情绪的需要（Fenichel，1945）。甚至给那些想法和言语赋予"魔力化意义"，只有必须完成某些特定的仪式才能抵消那些无法接受的想法或行为，而这些也给个体带来了过度的内疚感和责任感。

总之，传统精神分析理论对强迫症研究的贡献主要体现在四个方面：强调了矛盾情感的核心地位；强迫症发生的主要时期是前生殖器期，是未解决的俄狄浦斯冲突的表现；患者常用的防御机制有反向形成（reaction reformation）、理智化（intellectualization）、隔离（isolation）和抵消（undoing）；魔力化思想（magical thinking）的重要意义，即人们将自己（心中）理想的次序误认为即是自然界的次序，而幻想经由思想作用即能对外在事物做有效的控制。

二   新精神分析理论

此后，其他精神分析学家更多的是在弗洛伊德关于强迫症的基本思想的基础上进一步细化或解释。亚伯拉罕（Abraham，1924）认为强迫症是肛门虐待狂（anal-sadistic）的一种变形，是对肛门期阶段的持续控制、固着和退行。费伦希（Ferenczi，1913）指出强迫症患者所认为的思维是万能的想法是个体退行到早期发展阶段的表现——那个拥有"魔力思维和语言的阶段"。威斯曼（Weissman，1954）突出了超我在强迫症中的作用，并将弗洛伊德的相关概念进一步细化，认为强迫症患者拥有的是"古老的"超我（archaic superego），而正常人拥有的是"成熟的"超我（mature superego）。安娜·弗洛伊德（Anna Freud，1966）则突出了矛盾情感（ambivalence）的重要性，但是忽视了在儿童发展的早期导致强迫症发生的决定因素，在这一阶段发生的事情更有可能导致肛门期人格固着或俄狄浦斯冲突引发的退行。正如安娜所说，因为涉及退行和防御机制，自我和本我的交互作用更加复杂，无法得到完全解释。扎尔茨曼（Salzman，1985）和马林杰（Mallinger，1984）认为，强迫症患者在其生活的各个方面都突出了对"控制感"的需要，强迫是为了阻止任何可能带来内疚、失落以及失败的感觉或思维，不管这些是攻击性的、性欲的还是其他内容的。

当代精神分析理论对强迫症的理解更多地基于客体关系理论（object relations theories），关注点是个体对自我或他人所建构的心理表征或认知图示的内容和结构（Blatt 等，1997；Levy 等，1998）。这些表征或图示是在个体心理发展的早期通过与看护者或其他重要他人的互动过程中构建的，从而间接或直接影响个体的认知、情感和行为（Blatt 等，1997）。客体关系理论认为，强迫症个体对自我或他人的表征是矛盾的，更确切地说，这种表征的建构主要依赖于自我或他人的消极方面（如自我批评，认为他人是苛刻的），因而表现出不足够的矛盾性的忍受（Blatt 等，1974）。这些会导致个体的刻板僵化，对控制的强烈需要，传统精神分析理论中将其描述为"肛门期人格"。因此，个体的认知过程方面被过分重视，而那些不容易控制的方面如情感和人际关系却被忽视了（Blatt 等，1983）。

小结

上述有关精神分析理论的论述表明，被压抑在无意识中的带有矛盾性质的情感冲突会给个体带来焦虑，与个体惯用的防御机制一起，导致强迫思维和行为的出现。尽管强迫症在很长一段时间内吸引了很多精神分析家的关注和研究，并尝试提出不同的病因机制，但是大部分的研究者都承认，单纯依靠精神分析技术并不是治疗强迫症的最有效方法（Barth，1990）。

第二节　认知行为理论

一　行为理论

莫厄尔（Mower）的二阶段理论是强迫症的行为主义模型的理论基础。莫厄尔在 1960 年进一步阐述了他的理论，第一阶段，一个中性事物当它与能够引发焦虑或者身体不适的刺激同时出现后，这个事物就与恐惧或焦虑联系在一起了。通过经典条件反射，诸如想法或图像等一些中性事物就具备了让人不舒服的能力。第二阶段，为了减少痛苦，回避和逃避行为就产生了，而且如果回避和逃避行为能够成功降低焦虑，这些行为就会得到负强化，一直保持下来。也就是说强迫症患者的先占观念是过于关注恐怖性刺激，通过经典条件反射，这些刺激会引发焦虑，强迫行为就是对这些刺激的逃避或回避，以减轻或防止焦虑产生，而强迫行为的持续存在就是患者减轻不舒服感觉的过程。

拉赫曼等（1980）认为强迫行为常常由某些环境因素引起，当强迫症患者暴露于相应的环境时，他们的不适或焦虑会逐渐增强，而开始强迫行为后不适的感觉明显减轻。强迫思维往往具有闯入性，所以很多引发强迫思维的情境难以真正回避。并且，对于强迫症患者来说，消极的回避行为难以有效控制强迫思维所带来的痛苦。所以，他们采取更为积极主动的方式，比如仪式行为来减轻焦虑，这些仪式行为也因为能够暂时缓解焦虑而持续存在。

行为主义把对强迫症形成的心理机制研究向前推进了一大步，它看到强迫症的成因是由于焦虑的情绪与引发强迫症状的刺激建立了条件反射，而且强迫行为可以降低这种焦虑。这种理论为强迫症形成的心理机制做出了巨大的贡献，也使得对强迫症的治疗具有了可操作性。但是，它无法解释为什么强迫症患者实施强迫行为后仍然感到焦虑和痛苦，它忽视了认知因素所起的作用。

二　认知行为理论

强迫症的认知行为理论是将贝克（Beck）的认知理论用于强迫症的病因学研究，是对行为学习理论的发展（Salkovskis，1985、1989；Rachman，1993）。认知行为理论指出，功能不良的信念是强迫症状的发展和维持的原因。然而后续的研究发现，大多数普通人也会出现这些无意义的闯入性想法（Rachman，1978），但是强迫症个体会将其与负面意义联结，这些负面的评价会引发焦虑情绪，从而导致各种隐性或显性的强迫行为。同时，因为强迫行为在某种程度上能减轻焦虑情绪，从而得到负强化，一直保持下来。

个体所持有功能不良的认知情感图示导致更多负面评价的产生，而这些基本的图示源自个体早年经验，是对自我和他人的典型关键概念的反应。1997年，研究者成立了一个国际性的组织——强迫认知工作小组（The Obsessive Compulsive Cognitions Working Group，简称OCCWG），他们在大量理论和临床研究的基础上，提出了强迫症主要的6大图示，编制了测量这些认知图示的强迫信念问卷（Obsessive Beliefs Questionnairre－87）及缩小版（OBQ-44）。认知行为理论认为，强迫症个体主要存在以下六种功能不良的认识图示：

（一）对威胁的过度评价

强迫症个体总是对不好事情发生的可能性和代价持有夸大的信念（Salkovskis，1985），从而导致更多回避性行为。例如，害怕被污染的强迫症个体会夸大被感染病菌的可能性以及严重后果，回避社交活动，不与任何人接触，更加频繁的洗手等。

（二）对负面结果承担过度夸大的责任感

少克威克斯（Salkovskis）的认知模型的核心内容是强迫症和夸大责任感之间存在高度联系，强迫症个体总是担心闯入性的想法会给自我或他人带来潜在的危险，体验到过多的内疚和自责，强迫行为的产生是为了阻止这些负面结果的出现。典型的想法包括“没有阻止危险就是产生危险”，“如果我预见到了危险而没有付诸行动，那么我应该为不好结果的产生负责”。

（三）完美主义

强迫症个体通常认为完美是存在的，并且能够达到（OCCWG，1997）。更确切地说，强迫症个体对自我非常苛刻，即便是很小的错误也会导致对自我的过度批评。此外，强迫症个体所持有的完美主义常常给个体带来“总是不够”感觉，强迫个体不停地做直到自己满意为止。

（四）对企图控制闯入脑中的想法、映像、冲动等的强烈需要

强迫症个体认为完全控制自己的想法是必须的也是可能的，很多人因

此使用思维压抑等方法，其结果是增加了闯入性想法的发生频率，从而引发更大的焦虑情绪（Salkovskis，1985）。

（五）高估思维的重要性

认知行为理论认为，强迫症跟"思维—行动混淆"（Thought-Action Fusion，简称 TAF）有关，TAF 源自精神分析理论中"魔力化思维"这一概念，认为思维等同于行为，并且想到本身会增加行为发生的概率。

（六）不能容忍不确定性

强迫症个体通常报告不能忍受不确定性或模糊不清，所以更频繁地检查和确定万无一失（OCCWG，1997）。

小结

通过对强迫症两大理论基础精神分析理论和认知行为理论的梳理，我们可以看出，二者对于强迫症的某些观点上还是存在一定重合的，二者都聚焦强迫症一些比较典型的特征，如强烈的控制需要，完美主义，责任感，对思维的过度重视以及对闯入性想法的反应方式。此外，认知行为理论关于强迫症的很多核心观念都受到了来自精神分析理论的启发。另外，客体关系理论和认知行为理论都强调强迫症个体所持有的功能不良的心理表征以及对自我或他人的认知情感图示。认知行为理论更多的是从微观角度来研究强迫症的具体问题（Westen，2000），而精神分析理论更多的是从宏观的视角探讨强迫症的病理机制，二者各有千秋。目前，很多认知行为流派的研究者开始从整合的角度来研究强迫症的系列问题（Doron 等，2005）。

第三节　有关强迫症的整合观点

随着认知行为理论的进一步发展，研究者们发现需要一个更宽泛的模型来解释强迫症的有关问题。事实上，关于 OBQ 的因子分析结果表明，这些图示之间存在很高的相关性，有些甚至可以合并（OCCWG，2001），因此迫切需要新的理论模型来解释这些不同图示之间的潜在关系。最近，一些研究者将关注点主要放在自我概念等方面（Doron 等，2005），以认知行为理论为主流方向，同时整合精神分析中的重要概念，这方面的研究主要体现在圭达诺（Guidano）等人的理论模型中。

圭达诺理论模型的核心假设是，强迫症个体对自我和他人的表征是矛盾的，这源自矛盾性的依恋模式。这种矛盾性的依恋模式主要是由于在童年时期父母或其他重要他人对个体双重态度造成的：一方面是爱和接纳，另一方面是批评和拒绝（Guidano，1987），从而导致个体对自我持有双重或矛盾情感，主要涉及道德评价方面。如，一方面觉得"我是一个坏的不道德的人"，同时又觉得"我是一个好人"。为了解决这些自我的矛盾，儿童会相继发展出一些特殊的图示来拒绝自我不好的一面，强调好的一面，如完美主义、对确定性的要求以及道德标准的高要求等（Guidano，1983）。同时，看护者所持有对道德标准和责任感的僵化和强硬的态度进一步强化了这些图示。这种教养方式的结果使得个体从最初就习惯于忽视自己的内心体验，如情感情绪等，将主要精力放在理性和言语能力的发展上，因为后者更容易被控制和降低矛盾性的感受（Guidano，1987）。

巴尔（Bhar）和他的同事进一步扩展了圭达诺等人的理论（Bhar 等，2007）。在巴尔等人看来，强迫症典型的认知情感图示之间的高相关可以通过"自我矛盾"（Self Ambivalence）这个概念来解释，这是强迫症个体的核心特征。更确切地说，强迫症个体的所有图示的功能是为了降低自我矛盾感。为了验证这个假设，巴尔等人编写了"自我矛盾问卷"（Self Ambivalence Scale，简称 SAM），这是一个有 19 个题目的自我报告问卷，采用五点记分制。通过对 73 名强迫症个体的测查，巴尔等人发现自我矛盾与强迫症状之间存在高相关，并受认知情感图示的调节作用。也就是说，自我矛盾激活了典型图示，这些图示反过来导致强迫症状的产生。此外，即便在控制了心境、决策困难以及低自尊等因素后，强迫症个体也比正常个体持有较高的自我矛盾。更重要的是，不同图示之间的关系也可以部分地由自我矛盾来解释。在随后对 51 名强迫症个体进行认知行为治疗的研究中，巴尔发现，随着自我矛盾的降低，个体的认知情感图示也相应地减少。

小结

虽然这些结论还需要进一步的研究证明，但是上述的研究说明在精神分析理论和认知行为理论之间却存在可以整合的空间。首先，二者都强调自我的矛盾性是强迫症的核心特征。其次，对于强迫症的起源，二者都认为是由于个体在发展过程中不能很好地整合对自我及重要他人的矛盾性的表征所致。最后，巴尔等人假设中所提到的典型的认知情感图示的功能与精神分析理论中所讲的防御机制的作用有很多相似之处，都是为了降低矛盾的感觉。巴尔认为强迫症个体最核心的自我矛盾是道德方面的，正如精神分析理论一贯认为的那样，强迫症的核心冲突是爱与恨的矛盾斗争。

第三章

强迫症的影响因素

强迫症自提出到现在已经有近百年的历史，但是发病机制至今仍是困扰研究者的谜团。来自神经生物学、遗传学的研究表明，强迫症是一种具有遗传基础以及伴有生物性病变的精神疾病。尽管如此，研究者们仍然强调环境因素对强迫症发病的影响作用。此外，强迫症状在亚临床群体中普遍存在的现象也从另一个方面表明，研究导致强迫症状发生发展的各种因素以及它们之间的相互关系对强迫症的研究有重要意义。目前心理学科中对强迫症影响因素的研究主要体现在以下几个方面。

第一节　创伤经历

强迫症有关童年期创伤的研究是创伤研究的一个重要部分。有关儿童期创伤在成人精神障碍的病因病理学中的重要作用、个体的心理行为症状与儿时创伤之间的关系等方面，国内外已经做了大量研究。创伤是指"被巨大且突发性的惊吓或恐怖经验所引起的心理伤害"或者"对个人生命、身体以及情感的完整所产生的威胁"。儿童期创伤包括躯体虐待、情感虐待或性虐待，以及情感忽视或躯体忽视，有可能给个体带来特定的神经生物方面的改变，造成多种长期不良的影响，增加发展精神疾病的危险性，如创伤后应激障碍（PTSD）、焦虑障碍、恐怖症均显示与儿童期创伤关系密切（Carol 等，2008）。

艾略特（Elliott）等人（1997）发现，大部分强迫症患者都曾报告有过创伤经验。列奥纳多（Leonardo）等人（2007）在其研究中指出，创伤在强迫症的发生发展中起到重要作用，许多来自临床的个案报告他们曾有过强暴、暴力经验或严重的车祸等创伤经历。克里斯汀（Christine）等人

（2002）的研究表明，强迫症与儿童期的躯体虐待或性虐待历史有关系。与健康的控制组相比，强迫症个体更多地报告有过儿童期创伤经历，特别是在情感忽视方面。卡罗尔（Carol）等人（2008）的研究也证实了这一点，儿童期创伤，特别是情感创伤，在强迫症状的发生发展中起到重要作用。沃斯特（Waters）等人（2000）指出，当儿童发现自己处于长期的不安全感中会发展出临床或非临床的强迫症状。迪恩（Dinn，1999）进一步指出，儿童期受到虐待或忽视，是强迫症状发展的一个危险性因素。曹文胜（2006）的研究表明，情感虐待、性虐待、情感忽视和躯体忽视是 OCD 与人格障碍共病患者发病的危险因素。

第二节　家庭因素

儿童期创伤可以发生在多种情境下，但研究显示主要发生在家庭里，发生在父母与子女之间。家庭暴力很大一部分受虐者是儿童，会对儿童的身心健康造成极大的影响，甚至是持续一生。此外，家庭中父母的教养方式对个体心理发育、人格形成以及整个一生的心理健康有着极其重要的影响。

早在弗洛伊德的论著里就开始关注家庭环境与强迫症状之间的关系问题（Ayse 等，2002）。在过去的 20 年，随着越来越多的研究者认可强迫症有着较强遗传成分（Rasmussen，1993），有关家庭环境与强迫症状的关系研究的主题也发生了相应的转变，从探讨家庭环境如何导致强迫症发病到研究教养方式在强迫症的发生、形成或恶化过程中所起到的作用。研究者们普遍认为，家庭环境作为一个重要的影响变量，对强迫症的发生发展起着重要的作用（Ayse 等，2002）。

胡弗（Hoover）和因泽尔（Insel，1984）的研究发现，强迫症个体的父母通常过度整洁和严谨，父亲是苛刻的和完美主义的，而母亲是过度卷入的和强占式的。使用非临床样本的研究也发现，强迫症状与苛刻的、追求完美的家庭环境有相关（Frost 等，1991）。Ehiobuche（1988）发现，与控制组相比，来自不同文化背景的有强迫症状的大学生报告，其父母多是拒绝的或过度保护的，缺乏情感温暖。海宁（Henin）和肯德尔（Kendall，1997）关于家庭因素是如何影响强迫症的发生发展的研究表明，家长起着回避、谨慎、害怕等含义的榜样作用，这个榜样的过程会促使儿童更有可能发展成强迫症状。此外，家长对威胁的解释以及反复的强化，有可能恶化儿童的强迫症状（Barrett 等，1996）。

王贵山等人（2004）的研究发现，与正常对照组相比，强迫症个体存在多方面的不良教养方式，他们的父母较控制组的父母对子女缺乏情感温暖、理解、信任和鼓励，但却有过多的惩罚、拒绝和偏爱等，这些不良因素在强迫症的发病中起着非常重要的作用。岳冬梅（1993）等认为，父母过于频繁、严厉的惩罚、责骂和苛刻的要求，促使子女形成"高道德"标准的社会价值观。这时，子女在评价自身的行为、态度和欲望时，往往过分苛刻和严厉，从而产生明显的罪恶感、耻辱感和自我谴责，这为神经症特别是强迫症的产生提供了充分的条件。

克罗内（Krohne，1990）提出了教养方式导致焦虑情绪发展的两阶段模型，他认为，在第一阶段，儿童从父母的反馈中发展出对未来结果以及自身能力的期望，父母的支持或限制决定了这种期望的性质和水平。在第二阶段，如果来自父母的反馈是难以琢磨的或者令人反感的，就会让儿童产生负面期望并导致高焦虑情绪。也就是说，如果父母是控制性的，那么儿童就会怀疑自己的能力。克罗内指出，这个过程是相互的，儿童的气质类型也会反过来影响父母的教养方式。拉赫曼（1993）指出，个体的夸大责任感也会导致强迫症的发展。家庭环境会通过榜样作用或诱发内疚等方式促使这一认知模式的形成（Pollock 等，1999）。少克威克斯与其同事（1999）总结了家庭影响的两种途经，首先，当儿童相信他们应该为负面结果负责时，他们有可能发展出高的社会意识和行为标准来要求自己，但是其背后的主要动机是为了避免失败而不是追求成功。其次，在这样的家庭环境下，因为父母的过度保护或批评，世界被看作是充满威胁或危险的。因为没有做好对抗危险的充分准备而遭受的批评或责难，会让儿童发展出回避危险的行为（如强迫地检查）。这个模型对强迫症状的发生发展也同样适用。

强迫症个体的童年经历中，最常见的教养方式有两种。一个是过度保护，另一个是过度放任。对于前者，父母通常将儿童与外部世界高度隔离，不允许儿童自由地探索和了解社会。儿童经常被告知外部世界是险恶的，充满了危险，不得不去压抑被唤醒的好奇心和求知欲，由于不能按照正常的方式来了解世界，从而导致人格发展中产生更多的阴影面。对于后者，虽然在某种程度上促进了儿童社会化的发展，但是由于过度放任，与外部社会没有任何界限，儿童常常被暴露在陌生的环境里，接触很多超越年龄可以理解的东西，从而迫使儿童形成过度责任化，承担了很多本该属于父母的责任。同时，过早过度的暴露也使得儿童对外部社会更加谨慎小心，警惕性高，回避错误和失败（John，2007）。

第三节 自我因素

强迫症个体所体验到的很多闯入性的、反复出现的想法、观念等都和自我方面有一定的关系，其内容常常是自我不一致或自我消极方面的反映。在心理学的研究中，自我是一个非常广泛的研究领域，涉及的概念及内容众多，相关的心理学术语也非常多。坎贝尔（Campbell，1990）指出，自我概念应该包括两方面的含义，其一是自我认知，或自我描述，是指个体对自我性格特点的认识。其二是自我评价，或自尊，是指个体对自我性格特点的评价。国内学者陈仲庚（1993）认为，自我概念是指个体对自己各个方面的看法和情感的总和，主要内容包括自我同一性、自我差异、自我尊重、自我接纳等。

上述关于强迫症近期的理论研究表明，自我情感结构是导致个体容易发展强迫症状的潜在因素（Doron 等，2005）。在圭达诺等人（1983）的强迫症理论中，他们更多强调的是自我概念中自我矛盾这个方面，认为自我建构包括三个方面的内容：有关自我的不和谐信念的表现，自我价值的不确定性以及自我价值的先占性。圭达诺指出那些容易患有强迫症状的个体常常对自我价值持有高度的矛盾信念，特别是有关人品道德和是否可爱等方面。自我信念的矛盾性高与自我信念低是不同的概念，前者与自我评价有关，是指个体不能确定自己是否是一个有价值的人，因而不断地从外部环境或自我能力中寻找证据。

戴尔（Kieron）等人（2007）以新的视角回顾了强迫症的历史上的一系列研究，围绕着"强迫症个体自我所面临的威胁是什么"、"控制生活和控制自我的密切关系是如何逐步建立的"等问题，应用"推理混淆模型"（inferential confusion model）来解释强迫症状以及强迫症个体是如何错误再现其心理状态的。很多极具说服力的论述表明，错误再现心理状态会增加强迫思维的可信性。克里斯汀等人同样在回顾他人研究的基础上提出强迫症个体的自我是失调的，并编制了相应的自我失调问卷，定义了自我失调的四个维度以及相关的症状表现，其结论需要在后续的研究中使用更具规模的代表性样本进一步验证。阿德玛（Aardema）进一步指出，个体的自我评价或自我表征是非常重要的因素，一旦产生认知偏见，会造成个体对心理状态的错误解释，从而增加强迫症状出现的可能性。也有研究者提出，对自我的不信任更容易促使个体发展强迫症状，强迫症的精神病理学是自我怀疑，缺乏对事务的确定性认知（Stanley，2007）。闫俊（2004）等人的研究发现，强迫症患者的自我不和谐性高、灵活性低、刻板性高。

第四节　创伤、家庭、自我的综合影响

马伦（Mullen，1996）及同事的研究表明，童年期的心理虐待经历与成年后的人际问题、自尊水平下降有关。刘桥生（2009）等人的研究发现，低自尊组的高中生遭受家长更多的责骂、恐吓及干涉，有着更多的情感忽视及教育忽视，儿童期经历了心理虐待和忽视的个体更可能导致低自尊。王瑶等人（2008）研究发现，高中生在儿童期心理虐待与忽视越严重，自我越不和谐，抑郁水平越高，自我和谐在儿童期虐待与忽视和抑郁之间起部分中介作用。

翁洁等人（2006）的研究发现，家庭环境中亲密度、情感表达、娱乐性和组织性对大学生社会一般自我价值感有显著影响。家庭环境气氛越融洽，家庭成员自由表达情感的程度越高，能使个体体验到安全感，而且多与家庭成员参与娱乐、社交，这种特殊的社会化历程有利于他们在人际交往中形成安全型的交往模式，能促进个体从纵向横向多方面对比中客观评价自己，有助于提高个体的自我价值和自我接纳的程度。王彦（2007）的研究表明，家庭环境中亲密度、娱乐性、矛盾性、道德宗教性是影响大学生自我和谐的主要变量。

郑会蓉（2006）在其研究中探讨了强迫症患者的童年创伤与家庭环境状况，指出童年期创伤经历在强迫症的发生发展中起着非常重要的作用，而强迫症患者的家庭表现为低亲密度、情感表达受限、对智力和文化

活动的兴趣低、呈现高矛盾性等特点。其访谈数据表明家庭教育模式与创伤经历密切相关，但并没有进一步的数据验证及关系探讨。

小结

张华坤（2006）等指出，强迫症是不同危险因素同时存在和相互作用的结果，其中，童年创伤性经历、不当的教养方式以及负性生活事件是三个重要的危险因素。大量的研究结果表明，创伤经历和症状程度、内心痛苦有直接的相关关系。尽管童年精神创伤是导致成年精神疾病的重要因素，但是其作用机制尚不清楚，其中的关系也极为复杂（郑会蓉，2006）。童年创伤经历和不良的家庭环境对个体的自我发展起到很大的影响作用，而自我问题又是强迫症个体的突出问题。究竟这三个因素对强迫症状的影响路径是怎样的，它们之间又存在着怎样的相互作用的关系，这是今后研究中需要进一步探讨的问题。

第四章

强迫症的心理治疗

    强迫症的治疗问题是强迫症研究领域中又一个令人棘手的课题。临床中鲜有完全治愈的个体，约有 25% 的个体对治疗没有反应，大多数的个体在最初治疗后会有反复或恶化（Chery，2005）。尽管临床上多采用药物治疗与心理治疗相结合的方法对患者进行治疗，甚至对某些特殊患者还会使用外科手术、电击休克等方法，但究竟哪种治疗方法是强迫症的最佳疗法还存有较大的争执和分歧（Nicole 等，2007）。研究者的不同、研究被试的不同以及研究方法、测量工具的不同导致有关强迫症的疗效研究结果有很大差异。目前为止，没有强有力的证据表明单一药物治疗，单一心理治疗或二者的结合是疗效最好的方法（Heyman，2009）。由于专业所限，下面主要论述有关强迫症的心理治疗方面的内容。

第一节　强迫症的心理治疗的概述

一　精神分析疗法

    20 世纪 70—80 年代之前，对强迫症的治疗主要使用的是精神分析疗法，强调患者的童年经历和无意识动机（Jonathan，2006）。治疗者通过自由联想、梦的解析和积极想象等技术挖掘患者的无意识动机和欲望以及所遭受的精神创伤，然后进行合理的解释，让患者领悟到症状的真正意义。体验和感受症状的幼稚与可笑，症状因失去存在的意义而消除。从而调整精神活动，逐渐建立新的行为模式。中国钟友彬教授提出了自己的不同做法：对幼年经验不勉强追忆。主要让患者领悟症状是儿童幼稚逻辑推断出来的，是用不切实际的儿童态度去对待某些事物的结果。并对领悟的作用和本质作了新的解释（赵岩，2008）。

　　尽管精神分析流派对强迫症的研究有很长的历史，但是除了少量的个案报告以外（McGehee，2005），很少有专门针对精神分析疗法对强迫症的疗效方面的研究（Fonagy 等，2005；NICE guidelines，2006）。而且，很多精神分析家也不得不承认，强迫症个体很难进入心理分析的过程，因此心理分析的效果并不是非常好（Barth，1990）。但是，心理动力疗法所强调的治疗过程中的人际关系对于强迫症的治疗有非常积极的意义（Westen，2000），因为良好的治疗关系并不仅仅是治疗的前提，其本身也是治疗的有效工具，特别是强迫症个体对移情与反移情的反应对治疗有非常重要的作用（Gabbard，2001）。

二　暴露与反应阻止疗法（ERP）

　　20 世纪 60 年代左右，强迫症的诊断学研究有了飞跃的发展，主要的贡献是一批行为主义的临床心理学家使用动物实验法，模拟强迫症的系列问题进行研究，并在此基础上发展了治疗强迫症的行为疗法（Jonathan，2006），其中影响最大的是至今仍然被广泛应用的暴露与反应阻止疗法。

　　暴露与反应阻止疗法又称为冲击疗法或满灌疗法，它要求患者直接面对引发焦虑的情景，坚持到紧张感觉消失的一种快速行为治疗法。其治疗的假设是，强迫思维是引起强迫行为的条件刺激，强迫行为的出现和保持是因为能降低由强迫思维引发的焦虑情绪（Rachman，1980）。这种疗法包括两种形式，即现场暴露和想象暴露。现场暴露就是不断重复地、真实地暴露在低危险的刺激或情形下；想象暴露即以想象的方式面对由低危险情形引起的恐惧和痛苦的结果。反应阻止是这种治疗的至关重要的组成部分，因为仪式化行为会使暴露过程过早结束，患者就没有机会认识到这种看似摆脱不了的情形不会造成真正的危险；即使不做那些仪式化行为，焦虑也会自动衰减。因此成功 ERP 疗法需要患者停留在暴露的情境中，直到痛苦自然衰减，而不能试图通过从这种情境中退出、执行强迫的仪式化行为或者压制策略来降低焦虑。

　　很多临床数据表明，在经过了 13—20 次 ERP 治疗后，40%—97% 的强迫症个体明显好转（Abramowitz，1997；Foa，1998），有关 ERP 疗效的元分析研究表明，治疗的效果量在 0.99—1.53 之间，约有 40%—50% 的患者达到了临床改变的显著性标准（Abramowitz，1998）。此外，约有 76% 的个体在治疗结束两年后依然有较好的治疗效果（Foa，1996）。在一个对比研究中发现，ERP 的疗效等于或优于单独的药物治疗，但是在停药后的追踪时段中，ERP 的长期疗效明显好于药物治疗（Abramowitz，1997；Foa，1996）。

总体来说，ERP 的有效性体现在：（1）从行为角度上来讲，ERP 可以有效减少对特定情境下恐惧的反应，同时让患者对正确的反应进行习惯化。（2）从认知角度上来讲，ERP 用事实让患者认知到自己强迫观念的不合理性，从而减少强迫仪式的发生（虽然这种方法只对一部分患者有效）。（3）ERP 可以提高患者的自我效能感，让患者明白自己可以不用回避或者通过仪式也能战胜心中的恐惧和焦虑，而这一优势通常都会被忽视。

尽管很多临床数据表明 ERP 对强迫症有较好的及时效果和长期效果，但是 ERP 仍然有很多的不足和局限。第一，ERP 的被试流失严重，很多强迫症个体拒绝接受 ERP 治疗，或者中途退出，Kobak 等人（1998）发现 ERP 的被试流失率约为 17%。此外，约有 10% 的个体对 ERP 治疗没有反应（Foa，1985），17% 的个体在接受 ERP 治疗后没有好转迹象（Foa，1996）。第二，治疗后症状依然持续存在。阿布拉莫维茨（Abramowitz，1998）发现，经过 ERP 治疗后的个体与非临床个体相比，仍然报告生活中有较高的强迫症状。第三，复发情况常有发生，尽管 ERP 对强迫症有长期疗效，但 Foa 等人（1996）发现，约有 7% 的个体在治疗结束两年后再次复发。第四，ERP 对强迫思维的治疗效果不好，因为单纯的行为治疗是不足够的。ERP 让患者直面他的强迫症状，问题是患者既然来求救，是因为他曾经试图阻止自己的强迫症状但是并不成功，而行为治疗师这么直接而且没有建设性的方法甚至会让人怀疑他的专业性。事实上，很多临床学家发现，采用思维阻止或行为习惯训练等直接的行为方法对强迫思维的治疗是无效的（Rachman，1983）。第五，容易受到消极治疗因素的影响。众所周知，低动机、消极的治疗经验、不遵循治疗方向行事或完成作业失败都会显著影响 ERP 的治疗效果（Clark，2004）。这种疗法只有在治疗师在场的情况下效果才会更明显，而且患者在整个过程中都比较被动。而较严重的患者的治疗大多需要在治疗师的陪同下在室外进行。

三 认知行为疗法（CBT）

考虑到 ERP 治疗面临的挑战和局限，一些临床学家和研究者开始转向使用认知疗法（Cognitive Therapy），来治疗诸如强迫症等焦虑障碍。强迫症的认知模型认为，闯入性思维在任何人身上都有可能出现，只有那些将其看作是威胁并因此而背负莫须有的责任的个体会进一步发展成强迫症（Salkovskis，1999）。强迫症产生的根源一方面是个体持有功能不良的信念，另一方面更加重要的是个体对这些功能不良信念的认知评价（Steven，2005）。认知治疗是基于理性和事实来挑战个体所持有的隐藏在强迫思维背后的错误的或功能不良的想法或信念（Clark，2004）。

事实上，很多人都会有闯入性思维，但是对这种思维的过度评价或者患者的过度负责才会让其发展成为强迫。所以，强迫思维对患者的意义是治疗的关键。认知治疗认为，强迫症状的顽固性主要有两种原因：（1）强迫仪式可以对患者的焦虑有短期的减少。（2）强迫仪式的重复本身也就阻止了患者对真实情况的认识渠道。"强迫仪式可以减少强迫思维"这种观念就会越加顽固。治疗师需要让患者明白，闯入性思维的发生是正常无害的，并且没有他们想象的那么重要。治疗师可以用各种方法，比如指导性的向患者呈现一些事实性材料或者苏格拉底式对话。虽然认知治疗和 ERP 的原理不完全相同，但是二者存在很大的重叠。

认知治疗中常用的干预手段包括挑战个体过度的责任感和完美主义倾向，聚焦导致个体恐惧或焦虑的强迫思维以及其他不合理信念，帮助个体形成新的认知建构。"思维阻止"也是常用的方法，当治疗者或来访者感受到强迫性的想法或观念闯入思维时就大叫"停止"（Nicole，2007）。此外，还可以给强迫症个体或家人提供一些学习资料，增加对强迫症状的了解，可以在某种程度上降低个体和家庭成员的焦虑，创造有利于治疗的心理环境和家庭环境。

单纯地使用认知疗法对强迫症个体进行治疗的研究较少，埃米尔坎普（Emmelkamp）等人（1991）在对认知疗法的效能研究中发现，认知疗法能显著改善个体的不合理信念及思维模式，但是在疗效上与行为疗法没有显著的差异。很多认知治疗者也在其治疗中加入一些如放松训练、系统脱敏、观察学习等行为技术，来改善对强迫症的治疗效果（Jonathan，2006）。这里提供一些具体的技术。

1. 饼图技术（pie technique）

让患者列出一张如果他害怕的结果发生需负责任的他人的清单，然后画一个饼状图（pie chart）然后对每一个部分标上百分比，练习的最后，患者就会看到自己并不是对这个事情负最大责任的人。

2. 认知连续技术（cognitive continuum）

对于难以区分自己强迫观念和行为的患者（过度评价自己不好的观念的重要性），治疗师可以让他们先给自己的强迫观念（行为）进行道德等级划分（说出自己不道德的程度），然后对一些已经触犯道德法律的他人（如杀人犯等）进行道德等级评分，最后对自己的观念再一次评估，这样，患者就可以认识到只是闯入性思维本身并没有那么严重。

认知行为疗法（Cognitive Behavior Therapy）吸收了行为疗法和认知疗法中的有效成分，将二者有机整合，在认知建构的过程中加入适当有效的行为训练，改变个体认知观念的同时从行为上巩固治疗的效果。这主要包括三个部分：收集信息；在治疗者的指导下进行暴露与行为阻止；家庭作业（March，1995）。在进行了 ERP 之后，挑战个体所持有的不合理信念及思维模式。

目前，不管是对成人还是儿童青少年，CBT 都被看作是治疗强迫症的最佳选择（OCCWG，1997），对于复杂病例，往往使用药物与心理治疗相结合的方法。在形式上，除了传统的个体 CBT 以外，很多研究者尝试团体 CBT 的形式，也取得了较好的治疗效果（McLean，2001）。

第二节　强迫症的心理治疗的困境

尽管 CBT 目前被看作是治疗强迫症最有效的心理治疗方法，有75%—85%的患者能从 CBT 中获益，但仍有 40% 的患者拒绝或中途退出（Abramowitz，1997/1998）。"治疗阻抗"、被试脱落、对治疗没有反应等已经成为存在于各种治疗领域中的普遍问题。

一些流行病学调查和临床研究对影响强迫症个体前来求助的因素进行了研究，他们发现，临床中只有 36.6% 的患者接受了治疗，亚临床样本的比例也大约如此。另外，强迫症个体是否选择求助治疗与症状类型没有关系，与个体的人口学变量也没有关系。来自多个研究的汇总结果表明，前来治疗的通常是那些症状严重、共病严重以及社会功能被严重损伤的个体（Bernadette，2008）。

格伦（Glen，2001）在其研究中指出，很多个体拒绝接受 CBT、ERP

等治疗的原因是忍受不了治疗过程中产生的巨大情绪反应，治疗者只注重消除或减轻症状而忽视来访者的情感体验以及良好治疗关系的建立也使得很多个体选择退出或终止治疗。来自神经生物学的研究表明，强迫症个体大脑中存在一种特殊的神经基质，导致个体产生某些特殊的无意识模式从而影响个体的行为，最终内化成强迫症特有的客体关系。糟糕的人际关系以及社会功能的损害是很多强迫症个体最为苦恼的和不愿意面对的问题，程序化、理性、情感淡漠的治疗过程往往让很多个体对治疗失去兴趣或心灰意冷。

　　事实上在这个疗法中，咨询师是假设患者是理性的，或者期望患者是理性的，不会被内心的情绪状态影响的。简单地说，这就是对不理性的心理现象的理性处理。而对于较严重的患者，理性的说教型的治疗效果甚微。治疗中咨询师对患者的关怀较少，使患者有可能产生负性情绪（如愤怒和防御行为）而使治疗遭遇瓶颈。并且在咨询关系中，咨询师始终在主导地位，患者的主动性被较少地激发出来。因此，有必要在现有的心理治疗方法中加入其他的成分，改善治疗效果。

第三节　强迫症心理治疗的新趋势

　　因为传统心理治疗方法存在的局限性以及相关学科对强迫症研究的新进展，越来越多的临床学家和研究者尝试在 CBT 的基础上加入新的治疗元素来改善强迫症的心理治疗效果，主要体现在以下方面。

一　纳入新的治疗因素

　　这种趋势的特点是立足传统的认知行为疗法，在治疗过程中加入新的认知因素，以期提高对强迫症的治疗效果。

　　（一）不完整感（Incompleteness）

　　劳拉（Laura）和其同事（2004）在托斯马森（Rasmussen）等人关于强迫症维度模型的基础上，提出强迫症的两大基本维度是"回避危险"和"不完整感"。他们的研究结果和临床观察发现，"不完整感"的核心是个体在使用情绪经历和感觉反馈来指导行为的能力上存在缺陷。通常，个体根据内部信号提示的满意度来决定是否终止行为，这种缺陷会导致个体在这方面功能不良。这种"不完整感"会导致强迫症个体放大生活中的行为缺陷，通过反复的强迫的仪式行为来平衡"不完整感"带来的负面情绪。同时，这种"不完整感"的存在也可能是导致个体对传统的 CBT 和 ERP 治疗抗拒或反应较差的原因。

　　总之，劳拉等人在大量研究分析的基础上，提出强迫症个体的"不完整感"是一种内在的感觉—情感功能失调（sensory-affective dysfunction），可能有神经生理方面的因素。不管是行为治疗还是认知治疗，针对个体的"不安全感"进行治疗，降低其对行为的影响作用，可以缓解个体的强迫症状。

　　（二）治疗者承担责任（Therapist Assumes Responsibility，简称 TAR）

　　罗伯特（Robert）等人（2007）受拉赫曼研究实验的启发，与其同事创立了 TAR 疗法，其理论基础是认为过度责任感（Inflated Responsibility，简称 IR）是在强迫症中起着重要的作用，因此在治疗过程中，重点处理的是强迫症个体的 IR。与 CBT 中使用挑战不合理信念的方法不同，TAR是让个体将其过度的责任感转移给治疗者，将治疗的焦点从个体内部关系（CBT）转向个体人际关系（来访者与治疗者）。治疗中，咨询师将责任"转移"到自己身上，并且利用咨询关系让来访者信任自己，这样来访者的症状会有所好转。治疗师在治疗过程中应表示愿意承担责任并且拒绝采取一些夸张的措施来预防悲剧性的后果，而传统的 ERP 中，治疗师让来访者承担责任。这一做法让来访者感觉到治疗师承认这些事件是有可能发生的，这样，同时可以促进暴露疗法的实施。这一做法还有一个伴随的好处，那就是解决 OCD 患者对别人的不信任感，只有来访者充分信任咨询师，这样的"责任转移"才是有效的。

　　在 TAR 中，咨访关系被作为一种有效的工具帮助来访者学会信任他人或适度的承担责任，促使来访者在其生活中做出改变，增加人际交往中对他人的信赖感。Robert 在其随后的研究中报告了使用 TAR 治疗强迫症个体的成功案例，此外，来自功能分析治疗（FAP）的一些研究结果支持这一方法的有效性。

　　但是，这一做法同样存在风险和局限性，第一，来访者是否可以充分信任咨询师是 TAR 能否成功的关键，有一些来访者会觉得这种方式很难做到。第二，当来访者把责任转移到咨询师的身上，其实是有风险的，如果咨询师有一个意外发生，哪怕和他没有关系，症状也有可能会恶化。虽然有一些成功的案例，TAR 的有效性仍需证实。

（三）接纳和承诺治疗（Acceptance and Commitment Therapy，简称 ACT）

迈克尔（Michael，2009）在其系列研究中 ACT 治疗技术的指导思想是"情境主义"（Functional Contextualism）哲学，并在行为分析和关系框架理论（Relational Frame Theory）的基础上发展起来。RFT 的研究表明，个体可以通过各种认知框架将不同刺激建立关联，从而通过相关联的刺激来获得经验而不一定非得是亲身经历。这说明个体的行为很多时候是受到认知框架的影响而不是与外界的直接作用，认知偶然性的存在可能导致个体形成错误的认知框架，而认知框架一旦形成则很难改变，这会导致个体的行为表现和环境变化不再同步，出现各种各样的问题。

ACT 所关注的不是个体具体的认知信念、情绪情感或生理感受的内容，而是它们之间的关系。需要注意的是，ACT 并不是一种特殊的技术，而是一个治疗方法，通过完成六个心理过程：接纳（acceptance），解脱（defusion），自我的背景作用（self as context），活在当下（contact with the present moment），价值取向（values），承诺行动（committed action），从而做出行为上的改变。在使用 ACT 时也会在治疗过程中借鉴其他行之有效的治疗技术。虽然临床数据很少，但是 Twohig 等人近几年的研究表明，无论是单独使用 ACT 还是与其他技术结合使用，其对强迫症的疗效都比较理想（Twohig，2006、2007）。

（四）功能分析治疗（Functional Analytic Psychotherapy，简称 FAP）

功能分析治疗是科伦博格（Kohlenberg）和蔡（Tsai，1987、1991）发展出的一种治疗方法，是治疗者在行为分析的基础上，帮助来访者学会如何改变紧张的治疗关系，并以此作为治疗工具来应对现实中的人际关系。FAP 并不依赖于模拟的或人为创设的情境，而是关注治疗者与来访者之间真实发生的事情，在此基础上进行功能分析，让来访者洞察每次治疗过程中的问题行为以及临床改善状况，持续地关注咨访关系的变化，从而强化来访者的行为改变。

咨询过程中，咨询师将会在咨询全程不断地把咨询关系和来访者在咨询室外的人际关系做比较来分析来访者的问题和治疗目标，将咨询关系作为一个工具来帮助来访者。告诉来访者咨询师对他的行为的感受，而不去满足他的强迫性要求。因为这就是来访者身边的人的感受，而一般人并不会直接告诉他。或者利用咨询关系用一些理由来让来访者做一些会帮助他提高的事情，都是可供选择的方法。

目前，使用 FAP 进行强迫症治疗的研究数据还很少，卢克（Luc，2007）在其个案研究中进行了大胆的尝试。强迫症状本身会影响咨访关系，常常被看作是治疗过程中的阻碍。FAP 治疗者会将此看作是一个契机，不是打断治疗来消除这种阻碍，而是继续应用这些技术进行治疗。在治疗过程中，强迫症个体会迫使治疗者进入他们的强迫循环中，FAP 治疗者认为这是难得宝贵的机会，通过真实地呈现咨访关系中的现象来帮助个体意识到自己的问题，并且能给予个体及时的反馈。卢克认为，FAP 将在未来的强迫症治疗中发挥极其重要的作用。

功能分析最值得借鉴的地方就在于随时注意咨询关系并且对有利于治疗的机会的敏感性，事实上，适度紧张的关系有助于来访者反思自己的行为，FAP 并不与传统的 OCD 治疗的基本原理相违背，FAP 使来访者直接面对他在外面可能会面临的人际问题，而不提供给他回避的机会，这一做法和 ERP 是完全一致的。FAP 可以促进 ERP 的效果，但是其中出现的一些问题例如如何把握好"适度紧张"的尺寸，"如何缓解紧张关系"仍然需要进一步讨论和解决。另外，功能分析有另一个局限就是不那么严重的患者可能会在咨询室中表现得不那么真实，或者他们的行为表现出情境性，这样就会给这种方法的治疗增加难度。而且，当咨询关系成为一个工具的时候，咨询师对患者判断的客观性以及咨询师个人的倾向性就会成为一个影响因素了。

（五）元认知治疗（Metacognitive Therapy，简称 MCT）

元认知治疗是在强迫症的元认知理论基础上发展的治疗方法，其目的是改变个体"对思维的思考"（Wells，1997、2000）。在治疗过程中，个体被鼓励挑战他们关于重要性以及思维的力量的信念，其重点是改变个体与思维之间的关系，而不是思维的内容本身。费希尔（Fisher）和威尔斯（Wells，2008）总结了 MCT 与 CBT 及 ERP 的不同点，认为 MCT 适合各种强迫症类型的治疗，因为 MCT 针对的是思维的过程而不是具体的内容，通常改变个体功能不良的元认知信念来改善个体的强迫症状。治疗者不去致力于改变个体的信念，也不使用 ERP 中常用的习惯化策略。一系列的实验数据表明，MCT 对焦虑障碍以及创伤后应激障碍有着非常好的临床效果（Wells，2006）。最近关于强迫症的治疗研究表明，MCT 可以显著改善强迫症状，并且长期效果可达 6 个月左右（Fisher 和 Wells，2008）。

二 整合不同的心理疗法

（一）家庭疗法与认知行为疗法的整合

家庭研究的结果表明，约有90%的家庭成员适应了患者的仪式行为并直接参与其中，从而导致其他家庭危机的产生（Barbara，2002）。来自临床的观察发现，将近25%的成人强迫症个体前来求助时与父母相伴（steketee，1998）。不管是成人还是儿童，强迫症个体和其亲属均报告严重的家庭功能损伤以及家庭关系苦恼（Piacentini，2003），问题突出表现在其他家庭成员对其强迫症状的反应上。因而，很多研究者提出，有必要在进行强迫症心理治疗的过程中纳入家庭因素，综合使用 CBT、ERP 及家庭治疗等技术在改善强迫症状的同时，处理个体与家庭的冲突及消极情绪，后者可能是导致强迫症复发或严重的危险因素（Keith 等，2005）。很多临床数据证明了这种治疗取向的有效性，埃米尔坎普（Emmelkamp）等人（1983）发现那些有家庭成员参与的治疗效果比没有的要显著提高很多。

策略式疗法（strategic therapy）是在家庭治疗中常见的治疗方法，这种方法的使用巧妙地避开了暴露行为疗法中治疗师和患者的矛盾。这种疗法的具体方法是"暴露和行为重复"，治疗师先让患者尽可能的进行行为阻止，但是当感觉自己快要不能阻止强迫行为的时候，就不要强行阻止了，让行为发生，不同的是，即使患者觉得行为的次数已经足够消除他内心的焦虑或者不安，仍然不要停止，患者会被要求再多实施几次（次数由治疗师规定，并且当患者成功做到规定次数后，治疗师会把规定的次数增加，直到患者不能忍受为止，这时他的强迫症状会有明显减少甚至痊愈）。

和行为阻止相比，"行为重复"的优势在于：

1. 被试脱落现象要少得多，而且治疗难度也小很多。治疗师更像是站在患者的角度，并不把强迫症状看成是一个问题，而是一种需要（虽然并不那么合理）。

2. 治疗师为患者制造了一个"虚假"的选择余地，在行为阻止疗法中，患者的选择是在"治疗—好转"和"放弃"之间的，这是一个很"真实"的选择，而在"行为重复"疗法中，患者的选择是"强行阻止"和"满足后继续重复"，但其实，这是一个"双赢"的选择。而因为行为阻止的不成功，患者更会愿意尝试"行为重复"。

3. 治疗过程中，治疗师不用进行过多的解释，治疗不用建立在患者理性的基础上，因为当所有的策略都成为透明的，那么一切都变成了可以协商的，行为重复治疗中，患者只需要按照治疗师的话去做，稍后治疗师会给他解释的，这样就避免了一些麻烦。治疗师尊重患者，但是也清楚地明白患者不完全是理性的。

这种疗法可以成功的原因可能有两种：（1）当强迫行为被过度重复时，这种行为就变成可控制的，患者此时就可以像控制自己多实施几次那样让这个行为减少甚至消失。（2）当强迫行为过度重复时，患者会把它当成是一种惩罚而产生对其厌恶的情绪。第二种解释的支持率高一些。

（二）心理动力疗法与认知行为疗法的整合

虽然心理动力疗法已经逐渐退出强迫症治疗的舞台，但是随着 CBT、ERP 等主流方法中出现越来越多的不能克服的弊端，很多研究者转而从心理动力治疗中汲取有意义的因素，融入当前的心理治疗中。马刺（March，1995）指出，单纯的心理动力疗法对强迫症的治疗效果并不理想，但是对理解强迫症个体生活中的一般和特殊事件上有重要意义，包括自尊、人际关系、价值观念、治疗忠诚度等。上面提到的 FAP、TAR 等疗法也是在借鉴了心理动力学理论中积极有效的因素的基础上发展起来的。

与 CBT 不同的是，心理动力专注于分析 OCD 患者的内部冲突，他们认为 OCD 的产生是自我与超我的冲突，或者是本我中动力比多的冲动引起的。治疗师的目标是让患者认识到自己的不合理症状并深层挖掘它的含义和原因，并且以接受的态度帮助患者探索并整合自身以及他人好和坏的方面。（比如一些患者在受着 OCD 极度焦虑想摆脱它的同时，又害怕自己症状的消失，一旦症状消失，他们心里就会感到失落，这种失落可能是因为他们已经习惯了，不愿意改变，也可能是因为家人的关心的减少，心理动力帮助患者分析并解决这一冲突）但是心理动力对病因的解释比较陈旧，而且揭开无意识里的伤疤甚至有可能会增加患者的焦虑，这是心理动力的一大缺陷。当患者的自我能量强大到可以允许自己放弃强迫的观念和行为并且有即使不运用防御机制也可以正常生活的能力时，心理动力疗法就会成功，换一句话说，这一疗法对患者的要求较高，它需要患者是理性的并且内心是强大的。虽然心理动力对 OCD 的治疗方面存在一些缺陷而导致它单独使用的时候效果并不明显，但是心理动力疗法可以作为传统

ERP 的一种补充，研究发现，心理动力对 CBT 无能为力的伴随症状具有一定效果。它的主要潜在对象是（目前停留在猜想阶段）（1）有社交障碍的首次发病比较迟（因为创伤性事件）的个体（2）伴随边缘性人格障碍的个体。

强迫症的理论从各家争鸣向整合模型发展，理论方面的融合必然带来临床上的革新。心理动力学疗法中强调治疗关系的重要性，关注治疗过程中的移情与反移情等，而这正是 CBT 和 ERP 所欠缺的。现代精神分析疗法中特别是客体关系理论所强调的功能不良图示等概念，与认知行为理论中的功能不良信念也有很多相似点，二者都强调强迫症个体的自我矛盾性是其本质特征。多伦（Doron）和基斯昂斯（Kyrios，2005）指出，未来构建强迫症的理论模型时，纳入依恋理论等因素，可以帮助更好地理解强迫症个体的自我概念等，同时也可以将心理动力学理论与认知行为理论和整合搭建桥梁。

（三）团体治疗与认知行为疗法的整合

由于许多青少年患者在治疗过程中并不能完成治疗师所布置的"家庭作业"，所以团体治疗就可能成为一个用同辈影响来增强患者参与度的有效方法。团体治疗中公共目标的建立以及同辈鼓励有助于治疗的成功。

根据近期的一些文献，团体治疗设计中被加入了三种因素：神经心理学发现的应用、正念（mindfulness）（和冥想很像的一种疗法，有其他翻译叫心智觉知）、社会化的应用。正念：这种方法鼓励用意识层面的发展和注意的控制来进行"不评价"的充分体验自己的思想和观念，从而挑战患者强迫思维的沉默性和实施强迫行为的强烈欲望。近期研究显示正念可能帮助建立一个内部的控制核心来进行自控。社会化：根据一些文献研究以及患者自己报告说很难对别人承认自己的症状以及所引起的一些问题来看，孤独感和社会化问题是 OCD（大多数精神疾病）中重要但是一直没有引起注意的因素。团体治疗不仅性价比较高，而且可以促成一些对 CBT 治疗效果有促进作用的因素（比如他人的支持）。群体外的社会化可以通过增强团体一致性、降低耻辱感并且为 ERP 提供机会来促进治疗。不以治疗为目的的团体见面和患者的社会支持团体的建立是被鼓励的。治疗结束之后，成员间仍然会在不同场合主动见面，这样就可以对治疗的效果有一定的巩固作用。

根据 CBT 的一些基本原则设计（例如：session 1：心理教育和对情感

的理解；session 2 和 3：理解并且挑战自己的思维；session 4—6：行为挑战；session 7：战胜躯体症状，行为阻止；session 8 和 9：预防复发），这些主题是贯穿治疗始终的，并且在最后一次治疗的时候要重新回顾重点（例如责任感和罪恶感）。其间，在治疗开始两周后以及治疗后期都各安排了一次家庭聚会，在第 5 或 6 次治疗后安排了一次休息，用来给患者缓冲消化的时间，鼓励家庭成员和朋友的参与，构建社会支持系统。

　　对团体成员对所设计的项目评价分析显示，"听其他人讲述自己的情况"、"神经心理学理论"和心理教育的得分最高，接着是焦虑阶梯（anxiety ladders）（行为层级 behavioral hierarchy），正念，家庭参与，ERP。团体治疗在经济上、时间管理上和技术分享上都具有很大优势，从专业层次来讲，它普遍化了基于证据的干预，挑战了患者的孤立感、异常感和社会排斥。

　　（四）游戏疗法与认知行为疗法的整合

　　虽然 CBT 是目前治疗儿童青少年强迫症个体的最佳选择（I Heyman，2006），但是由于群体认知发展的局限性以及 CBT 本身的不足，研究者尝试纳入其他治疗因素来改善治疗效果。除了上述在治疗中纳入家庭等因素以外，莎伦（Sharon）等人（1999）将心理动力取向的游戏疗法与 CBT 整合探讨其对儿童青少年的治疗效果。

　　很多儿童青少年强迫症个体在自我概念、同伴关系、他人评价方面存在缺陷，为自己的症状行为感到羞耻，陷入自我怀疑和否定的怪圈，更加孤立和怪癖。心理治疗中常常使用的认知技术和行为训练又给个体带来很多消极的情绪体验，因而无论是成人还是儿童青少年，对治疗的阻抗情绪都非常大，因此脱落或干脆放弃治疗。莎伦等人的研究结果发现，在治疗中纳入游戏的成分可以很好地处理治疗阻抗问题，改善个体因为症状及心理社会偏见所带来的羞耻等消极情绪、负面的自我形象等。

　　以心理动力为基础的游戏治疗的技术主要是：

　　1. 取代

　　在治疗中，治疗师会虚构出一个和来访儿童具有相似经历的人或物并且与来访儿童讨论，这样可以在很大程度上避免直接谈论来访者而让其内心产生防备或其他负面的情绪。或者在游戏中，儿童用一个玩具来代替他自己，咨询师与他关于这个玩具物体的讨论可以修正儿童的一些信念。

2. 解释（interpreting defenses）

治疗师帮助儿童认清他们的行为是怎样消除他们原本的焦虑和恐惧的，同时帮助他找到除了强迫行为的更好的解决方法。

3. 移情和反移情

治疗过程中，咨询师用咨询关系作为工具让儿童通过咨询师对他的症状的反应来形成健康的自我信念和对他人的期望。

这一疗法在治疗的同时可以提高儿童的表达能力和欲望，让儿童明白说出自己内心的想法是非常可取的选择。治疗过程中，重点会放在他们形成强迫行为背后的原因和信念，而不是他们的羞耻感，这样也在一定程度上避免了儿童的防备心理和消极情绪。通常情况下，游戏疗法也是和行为治疗或者家庭治疗并用的，它的闪光点在于可以更好地了解和理解儿童，并且提供了一个儿童更能接受的治疗方法。

第四节　箱庭疗法在强迫症治疗中的应用

一　箱庭疗法简介

箱庭疗法又称沙盘游戏治疗，英文为 sandplay therapy，是来访者在治疗者的陪伴下，从玩具架上自由挑选玩具，在盛有细沙的特制箱子里进行自我表现的一种心理疗法。

（一）箱庭疗法的起源

箱庭疗法最早起源于英国儿科医生劳恩菲尔德（Lowenfeld）的"世界技法"。她受作家 Wells 的《地板游戏》的影响，在游戏室中增添了两个盘子，一个盛沙一个盛水，孩子们在游戏的过程中自发地将沙、水和玩具混合，放在了盘子中，于是，一种影响深远的治疗技术由此产生。

瑞士精神分析学家卡尔夫（Dora Kallf）在跟随劳恩菲尔德学习世界技法后，将荣格分析心理学、东方的思想与世界技法相融合，开创了sandplay therapy。她使用荣格的心象、象征理论的观点来解释箱庭作品，并重视来访者与咨询者之间信任关系的建立。

日本学者河合隼雄在瑞士的荣格研究所留学时追随卡尔夫学习了该疗法，并将它介绍到日本，称之为"箱庭疗法"。1998 年，中国心理学家张日昇将箱庭疗法引入中国，考虑到箱庭疗法对东方思想的继承和与中国传统园林、盆景艺术的相似性，沿用了"箱庭疗法"这一名称。

（二）箱庭疗法的理论基础

1. 荣格的分析心理学

荣格的分析心理学涉及很多方面，对箱庭疗法的影响主要体现在原型理论、自性化理论、积极想象技术以及心理能量的转换等几个方面。

荣格把"原型"看作是"集体无意识"的主要内容，认为"原型是人类原始经验的集结"。原型意象与意识、与现实的冲突是导致个体产生心理问题的原因之一。人需要借助一定的媒介才能洞察自己无意识中的原型意象的，箱庭是沟通人的无意识和意识的一座桥梁，来访者借助于象征性的玩具或游戏，使自己的无意识得以表达，治疗者通过分析箱庭作品中的原型意象，找到治疗的关键。

自性是意识和无意识的统一体，代表了一种"统和"与"统一"的力量。荣格认为，只有在意识水平上，自性和自我才能相互渗透，达到自性的实现。同时，自性对临床治疗的启示就是治愈，也就是说，心理治疗的最终目标是实现自性。箱庭正是在这个基础上，让来访者通过玩具和沙盘把自己的无意识心象外化，通过一系列箱庭作品的制作走上统一整合的道路。

积极想象是荣格心理分析的三大方法之一，也是其分析心理学最重要的特色。茹思·安曼（Ruth Ammann）在其专著 *Healing and Transformation in Sandplay Creative Processes Become Visible* 一书中强调了想象在箱庭疗法中的重要作用。在她看来，箱庭具有双重的含义：一方面是指箱庭中的具体设计，另一方面是指内在的图画，它是从具体图画中产生的，充满了能量。箱庭的精华就是这些内在的图画，依赖于个体丰富的想象力和创造力，借助沙盘和玩具这些媒介得以展现。在这个过程中，真正起决定性作用的是具有想象力的力量的转化过程。

荣格用心理能量（psychic energy）来代替弗洛伊德提出的力比多，认为它是人类全部心理活动的推动力。来访者借助于箱庭可以找到积蓄着心理能量的无意识情结，在治疗者创设的自由与受保护的空间里，释放情结中的心理能量，重新达到平衡的状态，并随着心理能量的自然流动，走上转化和整合的道路。

2. 东方文化

作为东西方文化整合的产物，箱庭疗法中既有西方成熟的心理学理论做基础，也渗透着古老源远的东方思想。禅宗中所强调的自性自度，在某种程度上与箱庭疗法所要达到的自性的治愈目标是一致的。靠自己的修行和智慧来离苦得乐，而不是依赖于佛、依赖于菩萨的法理与箱庭疗法中强调来访者具有"自我治愈力"，咨询和治疗的目标就是帮助来访者找回自我治愈和自我成长的力量也是相容相通的。博大精深的道家思想对箱庭疗法的理念也有着重要的影响。"无为"是老子哲学的精髓，"无为"并不是什么都不做，而是指尊重事物本身的客观发展规律而行事。箱庭疗法的创立者多拉·卡尔夫（Dora Kalff）曾经说过这样一句话："It's harder to do nothing than to do something."就是说，在箱庭中不做任何事情比做一些事情要难得多。当然这并不意味着治疗者在来访者制作箱庭的过程中什么也不做，而是指治疗者尊重来访者自然发展的规律，相信来访者的自我治愈力量，在自由与受保护的空间里，接纳、保护和尊重来访者，陪伴他踏上回归的旅程。

3. 劳恩菲尔德的世界技法

作为游戏治疗的先驱，劳恩菲尔德对箱庭疗法的贡献主要体现在三个方面：儿童中心理论、前语言思维以及"clusters"理论。劳恩菲尔德相信游戏本身就具有治愈作用，强调在游戏中对儿童进行全身心的关注和直接与儿童进行交流，不去干涉或影响儿童的行为，也不去解释和分析儿童的行为。这种"儿童中心"的观点与 kalff 强调的"自由与受保护的空间"有着很大的相似性。

劳恩菲尔德认为箱庭的过程是不同于言语这种逻辑性强理性思维的另一种思维形式，她称之为"前语言思维"（preverbal thinking），也就是现在常说的"右脑思维"。它是儿童早期记忆的一种形式，有自己的规则，是非理性的没有逻辑的，类似于做梦的过程，但是可以同时呈现多种心象。箱庭就是这样一种思维，儿童可能无法用语言表达出他们的经历但是可以通过箱庭来表现。因此，制作后让儿童自己来讲故事或讲玩具的含义要比治疗者运用理论进行分析更加有意义。

对于理解某些重要的箱庭来说，"clusters"的概念是非常重要的，它通常与来访者的某些创伤经历相联系，是来访者心理能量固着所在。劳恩菲尔德所强调的"前语言思维"和"clusters"在某种程度上与 kalff 强调的"自性的实现"殊途同归。卡尔夫也认为，箱庭治疗中最重要的是保护和保持自性与自我关系的稳定，治疗者对于玩具的分析和解释并不重要，关键在于来访者自性的表现。

（三）箱庭疗法的材料

箱子、沙和玩具是箱庭疗法中最重要的三个材料。箱庭疗法中箱子的规格为（57×72×7厘米），内侧涂成蓝色，这样能给来访者在挖沙子时产生挖出"水"的感觉。水是生命之源，是包容的也是流动的，在箱庭疗法中培养来访者对"水"的感觉是非常重要的。箱子的重要作用是保护制作者自由地表现内心世界。箱庭的箱子是一个有边界限定的容器，四角正是相对于"天"的"地"而言，大地给来访者一种安全感和受保护的感受。

沙是箱庭疗法中必不可少的媒介，作为母性的象征，沙可以给来访者带来一种童年的回归。玩沙作为一种非言语的交流方式，给来访者提供了一个自由、释放、保护的空间。接触沙的经验有助于来访者无意识地表达内在的动力和冲突，使个体获得自我治愈力，最终达到心理问题的解决。

箱庭疗法并不要求特定的玩具，只要准备各种各样的玩具，让来访者能充分表现自己即可。导致产生个体心理问题的无意识内容，通过制作过程和玩具的象征意义很容易以有形的方式呈现在治疗师和来访者面前，进而直观地表达出心理问题及潜在的解决方式。

（四）箱庭疗法的实施

在实施箱庭疗法时，只需要治疗者说："请用架子上的玩具，在沙箱里做个什么，做什么都可以。"通常，治疗者不会对来访者的制作给予指导和限定，而是让来访者自由充分地表现。制作的过程中，尽可能减少语言交流，治疗者在不影响来访者的方位进行观察并记录来访者在制作过程中的种种表现。箱庭制作完成后，治疗者与来访者进行必要的言语交流。治疗者以欣赏来访者箱庭作品的姿态，通过支持、解释、整合、疏通、启发，帮助来访者澄清制作的箱庭作品所代表的意思、表现的主题，达到对来访者的共感理解。但是治疗者要避免对来访者的作品进行分析和评价，特别是对来访者的深层心理及无意识内容的解析，这些都应该在箱庭治疗全部结束后，治疗者在进行个案整理或者研究报告的时候再进行，这也正是卡尔夫所强调的"对沙盘解释的延后"（Verbal interpretation of sandtrays is postponed）。

（五）箱庭疗法的治疗假设

张日昇（2006）在其著作《箱庭疗法》中将箱庭疗法的治疗假设归纳为五点。

1. 重视来访者和治疗者的关系，称之为母子一体性

发展心理学家埃里西·纽曼（Erich Neumann）认为儿童自性的发展经历母子一体性（0—1岁）、分离（1—2岁）、自性巩固（2—3岁）三个阶段，并认为母子一体性是理解自性、实现整合的基础。卡尔夫将这一理论整合到箱庭疗法理论中，认为问题的产生可能是其"自性"由于缺乏母亲的保护或母亲过度的照顾或其他外部因素如战争、疾病等的影响而无法正常实现的结果。卡尔夫相信自性的整合在人生的任何阶段都有可能发生，治疗者通过"箱庭"给来访者创设一个自由与受保护的空间，重建"母子一体性"，唤醒来访者的自我治愈力，为自性实现提供可能性。

2. 以沙箱为中心，创造一个自由与受保护的空间

卡尔夫非常强调"自由与受保护的空间"在心理治疗过程中的重要性，并认为箱庭治疗者的主要任务之一就是给来访者创设这样一个"自由与受保护的空间"，因此，治疗者在治疗过程中必须坚持开放与接纳的态度和保护的态度（Klaff，1988b）。瑞博（Weinrib）认为"自由与受保护的空间"既包括物理层面也包括心理层面。沙箱本身具有既包容又有限的特征，以及玩具数量的有限表明了物理空间上的"自由与受保护"；治疗者的人格在治疗过程中为来访者提供了一个情感和心理的"自由与受保护的空间"（Weinrib，1983a：29）。

3. 这一自由与受保护的空间可以使来访者的自我治愈力得以发挥

荣格认为，每个人都有自我治愈的能力以及自我整合的趋向。张日昇（2006）认为"我们每一个人的身体，有自我治愈创伤的力量。我们每一个人的心灵的深处，也有自我治愈心灵创伤的力量。但这一自我治愈的能力因各种原因有时会难以发挥其应有的机能，而以沙箱为中心，创造出的一个自由与保护的空间，在咨询者的包容、接纳和关注下，就可以使来访者的自我治愈能力得以发挥"。

4. 普遍无意识的心象

在荣格看来，集体无意识是一种超个性的心理基础，普遍存在于我们每一个人身上。张日昇（2006）认为"心象就是意识和无意识、内心世界和外部世界相互交错时产生的由视觉所捕捉的映像，属于意识和无意识、内心世界和外部世界相互交错的领域"。箱庭作为连接来访者意识与无意识的桥梁，通过使用箱子、沙和玩具这些道具，可以将来访者的心象充分地表现出来，使其无意识的内容意识化，从而为治愈提供可能性。

5. 玩具的象征意义

象征是无意识的语言或其表达方式，任何事物都具有象征性。象征是可以变化的，一种无意识内容可以有不同的象征物的表现，一种象征物也可能有不同的象征意义。象征是原型的外在表现，因此同一原型的象征可能有不同的表现形式，但究其根源，其本质却是一致的。荣格认为，象征不仅仅是一种表征符号，还是推动、促进个体心理甚至集体心理发展的力量。象征为人类搭建了一座通往无意识的桥梁，对意识和无意识之间可能存在的看似不可调和的矛盾冲突进行疏导，加以整合，从而促进自性的实现或个性化的发展。

在每个人的心灵深处，都有自我治愈的力量。以沙箱为中心，创造出一个自由与受保护的空间，通过使用箱子、沙和玩具制作箱庭作品，来访者的无意识心象充分表现，在治疗者包容、接纳和关注下，促进来访者自我治愈力的发挥。因此，箱庭疗法是从人心理的深层面来促进人格的改变。

目前，箱庭疗法在西方及日本都有较广泛的应用，涉及医院、学校、企业等多个领域，既可以作为一种有效的心理治疗技法，也可以作为一种投射性的诊断工具。箱庭疗法整合了荣格分析心理学理论和东方哲学文化之精髓，能够广泛地应用于多种心理疾病的治疗（如自闭症、多动症、情感障碍、遗尿症、抑郁、恐惧与焦虑、学习困难、阅读障碍和言语障碍、攻击性行为、强迫症、游戏成瘾等），并对人格发展、想象力和创造力培养以及健康心理维护、个人成长等发挥着积极和促进作用。

二　箱庭疗法的研究

目前，有关箱庭疗法研究主要有两大方向，一是箱庭疗法的基础研究，二是箱庭疗法的个案研究。

（一）箱庭疗法的基础研究

基础研究主要是箱庭疗法本身在理论、设置、影响参数变量等方面的研究，其主要目的是推动箱庭疗法向纵深发展。坎普（Kamp）和科斯乐（Kessler，1970）就儿童的生理年龄和智力年龄对玩具组织的影响进行了研究。他们发现，年龄是箱庭世界发展水平的指标。在纳入性别因素后发现，女孩比男孩使用的玩具类型更加丰富。琼斯（Jones，1986）发现箱庭世界中所体现出的游戏类型具有性别差异。此外，琼斯还研究了皮亚杰的发展阶段论与儿童箱庭发展的关系，发现二者存在一致性，箱庭世界的结构复杂性是随着年龄增长而增强的。

张日昇（2006）通过对处于不同发展阶段个体的箱庭作品特征的比较分析，从导入、制作时间、玩具使用及移动、作品构成、作品主题以及咨访互动等方面做了详细论述，总结了不同年龄阶段及群体的箱庭作品特征。在既有个体箱庭的基础上，张日昇在多年临床经验的基础上，摸索出了适合中国群体的限制性团体箱庭的新形式，并对研究生团体的箱庭特征进行了研究，从团体箱庭作品的发展、团体箱庭制作中的个体特征等方面展开了详尽叙述。

陈顺森等人（2003）对大学生孤独人群的箱庭特征进行了研究，发现箱庭作品不仅能反映人的心理状态，还能一定程度上反映人的心理特质。杜玉春（2008）考察了箱庭疗法对攻击性青少年的诊断评估作用，发现箱庭在体现青少年的攻击性上具有较高的评分者信度。不同的箱庭指标与攻击性及各因子之间存在显著相关。吴倩（2008）在对留学生的箱庭作品特质研究中指出，对初始箱庭的特质研究可以为后续的箱庭治疗提供参考和借鉴。刘蒙（2009）考察了离异家庭青少年的箱庭作品特征，从制作时间、使用玩具类型、制作主题、修改移动次数、情感体验等几个方面做了深入探讨和研究，总结了离异家庭青少年与完整家庭青少年在箱庭特征方面的不同。此外，陈顺森（2005）对考试焦虑群体、林雅芳（2009）对抑郁症群体的基础研究均表明，不同的群体在箱庭特征方面存在差异性，这对于我们进一步了解和把握不同群体的心理特质，设计和进行针对性的箱庭治疗提供了重要信息。

箱庭特征研究是箱庭疗法基础研究中一个重要的组成部分，虽然我们并不主张将箱庭作为一种诊断工具来使用，但是不可否认，箱庭的确具有某种程度的诊断性，熟练的治疗者通过箱庭作品便可以洞察来访者的内心世界（张日昇，2006）。因此，对特殊人群进行箱庭作品特征的研究有利于治疗者更好地把握这类人群的心理状态及心理特质。此外，箱庭特征研究还可以为后续的治疗研究提供更加丰富的信息，初始箱庭就像是心理分析中初始的梦，能呈现出来访者当前的问题状态以及所关注的主题内容，结合箱庭特征研究的结论进行治疗时，更具有针对性，也能更好地理解来访者在治疗过程中的心理变化。最后，通过与常模群体的箱庭作品特征的比较，箱庭可以作为对来访者进行初步判断的工具，其作品本身也可以成为很好的过程及疗效的指标。

（二）箱庭疗法的个案研究

箱庭疗法临床应用自 20 世纪 80 年代以来受到越来越多的关注，国际 sandplay 协会发行的 *Journal of sandplay therapy* 及日本箱庭疗法协会发行的《箱庭疗法学研究》等期刊多采用个案研究的形式对箱庭疗法在不同咨询与治疗人群中的应用进行研究和探讨。在我国，虽然没有专门的箱庭疗法研究杂志，但是在《心理科学》、《心理与行为研究》、《中国临床心理杂志》等核心期刊上陆续刊登了箱庭疗法对选择性缄默症、强迫症状女大学生、受虐待儿童及多动症儿童的个案治疗研究。

由于心理咨询与治疗的被试数量一般较少，加上研究对象之间在研究问题上的异质性，不少论文研究也逐渐选用个案研究的方式考察箱庭疗法对某种特殊症状的个体进行治疗的过程和有效性，采用量化和质性相结合的方法深入探讨箱庭疗法的治疗机制、治疗过程及治疗效果。在使用个案研究时，研究者会面临来自研究方法本身固有的挑战，需要收集和分析咨询与治疗过程的细节性材料，研究者和被研究者之间的信赖关系及研究者个人的倾听和理解的能力对资料的真实性和完整性至关重要（李晓凤，2006）。

寇延等人对自闭症幼儿进行了较为长期的箱庭治疗，通过使用箱庭疗法对自闭症经过长达一年多的长期治疗，该自闭症幼儿与父母的情感联系得到增强，在言语技能上得到了很大的发展。箱庭疗法针对重度自闭症儿童的社会情感、技能发展以及其他一些自闭症状的改善具有促进作用。另外一些研究者对不安全依恋幼儿、被忽视幼儿、攻击性幼儿、社交退缩幼儿、同伴关系不良幼儿进行箱庭疗法研究，研究结果也支持箱庭对改善幼儿的这些方面问题有显著效果。孙菲菲使用箱庭疗法对一名受虐男孩进行 25 次心理治疗，发现其焦虑、抑郁情绪得以缓解，家庭关系、同伴关系均有明显变化。陈顺森使用箱庭疗法治疗初中生的考试焦虑，并与放松训练组进行对照研究，结果发现，两种方法均能有效缓解学生的考试焦虑，但箱庭疗法更具有长期效果。

箱庭疗法作为一种治疗方法已被运用到一些临床治疗中。徐洁在对 11 岁选择缄默症女孩的治疗中发现：缄默本身为治疗带来很大困难，但是箱庭的非言语性和其自由与受保护的空间可以为来访者提供足够支持，供其探索内在自我，经过 22 次的治疗，来访者的学校适应、亲子关系发生了积极变化。张雯使用箱庭疗法治疗一名强迫性思维女大学生，发现使用箱庭可以处理个案的创伤体验、促进个体自我的建立、发展和完善，从深层次解决个案的心理问题，从而达到缓解强迫性思维、改善消极情绪等治疗目标。此外，研究者还发现，使用箱庭疗法可以很好地帮助多动症儿童建立心理边界、避免其注意力分散、培养其自我约束的能力，个案在体验制作带来的成就感和自我价值感的同时，借助玩具、沙等媒介将阻滞的心理能量疏通，获得自我的发展。

小结

箱庭疗法的个案研究主要是对治疗的过程、箱庭作品的特征进行描述与分析，通过个案在箱庭制作中的表现、与治疗者的互动、治疗过程中问题行为的表现以及现实生活的改变等方面，主要使用质性研究方法进行分析与讨论。尽管个案研究因为被试量过少受到质疑，并影响其外部效度及结论的推广应用，但因为与咨询实践更加接近所以受到咨询过程研究者的青睐（John Mcleod，2001），李晓凤（2006）认为，虽然个案研究资料较少，但是如果小心地做分类和分析，即使一个人的生命历史中也能产生大量的、详细的资料。

三　箱庭疗法的展望

近年来，受到心理咨询与治疗领域各个流派之间整合趋势的影响，箱庭疗法理论也在发生演变。研究者们逐渐在箱庭疗法中融入其他多种取向的心理学模型，一些临床工作者在使用箱庭的时候会结合其他有效的方法并提出自己关于箱庭疗法的新见解。这些革新无疑进一步拓展了箱庭疗法的发展前景。

（一）箱庭疗法研究的整合

针对箱庭疗法究竟是一种诊断性工具还是治疗性工具的问题，多来年一直存在争议。箱庭疗法未来的研究应着重于三个方面，即重复研究、结果研究和过程研究。重复研究是对历史的研究结果进行再研究，以检验其结果应用的有效性。结果研究指箱庭疗法适用的人群、效果等。过程研究强调箱庭体验过程中的各种因素如治疗环境、来访者特征、玩具的摆放及象征意义、治疗者特征等是如何影响治疗的过程和效果的。

就箱庭疗法的理论研究而言，研究者们不仅局限在对荣格分析心理学、原型理论及纽曼的发展阶段理论等基本理论的深入学习和探讨，在此基础上，深入拓展对某一特殊象征的理解和探索，这种趋势目前在箱庭疗法相关学术期刊上占据相当核心的位置。在使用个案研究进行过程分析时，研究者在既有心理分析理论的基础上纳入其他理论模型以及重要概念，从理论的高度对箱庭疗法进行整合。

（二）超越静默的箱庭治疗过程

在箱庭治疗的过程中，治疗者究竟扮演着什么样的角色？是静默的陪伴者还是积极的干预者？非言语过程的强调是无为还是有所作为？对箱庭作品不进行分析和评价是否意味着沉默应对？笔者认为，非言语、非指导、无为而化的箱庭理念并不意味着不说什么、不做什么。对箱庭作品的不评价、不分析也不意味着治疗者不进行解释和分享。箱庭疗法中治疗者完全可以发挥积极主动性，在制作结束后通过各种形式的谈话治疗推进箱庭治疗的开展。也有研究者发现，在箱庭治疗过程中融入背景音乐，更有利于个体在箱庭作品中表现无意识世界。

（三）对箱庭的理解分析出现多维度的趋势

劳恩菲尔德认为箱庭综合了言语和非言语的交流形式，治疗者应关注来访者进行箱庭创作的体验及治疗过程中各种形式的交流。而卡尔夫则强调对箱庭作品本身的理解以及玩具的组织和象征内容。河合隼雄认为来访者对箱庭作品的解释是最重要的，治疗者应该在此基础上，从个人水平、原型水平和文化水平来综合理解箱庭作品和治疗过程。

由此看出，将来对箱庭作品的分析解释可以有更广阔的视角，不仅包括对箱庭作品的解释和理解，还要考虑来访者创作箱庭的过程、箱庭联想和体验等。箱庭过程中所呈现的移情—反移情等治疗关系问题的关注和探讨也将会成为临床研究的新热点。

（四）箱庭疗法的非传统应用日益增强

在箱庭疗法的临床应用方面，除了上述关于家庭箱庭、团体箱庭等形式的发展，临床工作者们在具体应用时呈现出更具创新的趋势，将箱庭体验用于培养创新能力及提高学业成绩等方面，综合使用个体箱庭、两人或多人团体箱庭、家庭箱庭、亲子箱庭、夫妻箱庭等满足来访者的不同心理问题解决的需要。

此外，箱庭疗法已经不再局限于传统的心理治疗，箱庭疗法不仅适用于有心理障碍的个体，也适用于健康个体以及团队，丰富个体的情感体验、促进个体的自我成长及人格完善、改善团体的人际关系及增强团体的凝聚力。拓展箱庭疗法在不同人群及文化群体中的应用也成为今后发展的新趋势。

四 箱庭疗法在强迫症心理治疗中的尝试

将箱庭疗法用于神经症的治疗并不少见，虽然多数是以个案研究的形式进行，均呈现较好的治疗效果。然而，箱庭疗法应用于强迫症的研究比较少，可供参考的文献非常有限。丹尼斯（Denise，2008）使用箱庭疗法对 3 名 6—8 岁的强迫症儿童进行治疗，发现不同的治疗阶段箱庭的主题呈现不同的变化趋势，在症状减轻的同时"自动化"、"冲突"、"防御"等主题逐渐减少，"整合"、"转化"等主题逐渐增加。在我们的临床实践中，使用箱庭疗法对有强迫症状的大学生个体进行治疗，发现有较好的效果。经过短期的箱庭治疗（12 次），个体的强迫症状及焦虑情绪均有较大程度的缓解，自我概念发生了积极的转变，家庭关系、同学关系及亲密关系均得到改善，个体的内心世界从创伤走向治愈（张雯，2009）。

通过对强迫症影响因素、治疗方法以及箱庭疗法研究等大量文献资料进行研究和思考，我们认为，箱庭疗法适用于强迫症心理治疗的可能性表现在以下几个方面：

（一）箱庭治疗的主要对象是个体的自我问题，而非症状本身

在强迫症的心理治疗领域一直占有强势地位的是认知行为治疗（CBT）和暴露与反应阻止法（ERP），有研究表明有 75%—85% 的患者能从中获益，但仍有 50% 的患者拒绝或中途退出，格伦的研究进一步指出，很多个体拒绝接受 CBT、ERP 等治疗的原因是忍受不了治疗过程中产生的巨大情绪反应，治疗者只注重消除或减轻症状而忽视患者的情感体验以及良好治疗关系的建立也使得很多个体选择退出或终止治疗。

强迫症认知工作组织（OCCWG）在大量理论和临床研究的基础上提出了强迫症主要的六大图示，后期研究发现，这些图示之间存在很高的相关性，有些甚至可以合并。也有研究者提出，可以将研究点放在自我概念等方面。

圭达诺等人提出，强迫症个体对自我和他人的表征是矛盾的，这源自矛盾性的依恋模式。巴尔进一步指出强迫症典型的认知情感图示之间的高相关可以通过"自我矛盾"（self ambivalence）这个概念来解释，随着自

我矛盾的降低，个体的认知情感图示也相应地减少。

由此看出，处理和解决强迫症患者的自我概念、自我矛盾是治疗的切入口和问题解决的关键。

卡尔夫认为箱庭的制作可以帮助患者完成荣格所谓的"个体化过程"（individuation process），将"自性的确立"（constellation of the self）看作是治愈过程的中心原则。张日昇将箱庭疗法的治疗机制总结为箱庭体验过程中"自我治愈力"的唤醒和激发。箱庭提供了一种超越言语来表达内心世界的机会，患者在制作的过程中，不仅在表达（express），也在经验（experience）着自己的内心世界。

（二）箱庭能帮助个体表达和处理创伤体验

强迫症有关童年期创伤的研究发现，大部分强迫症患者都曾报告有过创伤经验。莱昂纳多（Leonardo）等人指出，创伤在强迫症的发生发展中起到重要作用。克里斯汀等人的研究表明，强迫症与儿童期的躯体虐待或性虐待历史有关。卡罗尔等人的研究也证实了这一点，儿童期创伤，特别是情感创伤，在强迫症状的发生发展中起到重要作用。

箱庭疗法能很好地处理个体因为创伤经历所带来的各种心理问题，箱庭能引发未处理的过去创伤的无意识记忆，箱庭治疗促进早期记忆的回溯，能引领个人进入重建和修复童年创伤的重要工作。

许多创伤或问题源自于儿童期的被拒绝、严格的管束、过度的批评及惩罚，或在环境中缺乏成人的理解及共感。如果一个心灵的创伤，有一个自由且受保护的空间，且有一个共感理解者的见证，自我疗愈的历程就可以开始。其疗效来自于过程的经验，而非理论的诠释。箱庭超越理论与言语的解释，共感理解和自由与受保护的空间本身就具有疗愈性，且对解除压抑有益，让个案能更增加其与无意识治愈力量的接触。箱庭给了强迫症患者表达、经验和处理创伤体验的机会。在箱庭中，那些无法进入意识的创伤可在非言语的表达下被描绘或重演。制作时这些对当前关系和经验的感觉经常能被激活。原型经验根源于集体无意识，可能在任何时候以害怕、狂喜或深刻的方式浮现。经验到这个层次的无意识会将创造力释放出来。现在的关系问题可能激活过去被压抑或未被压抑的事件的记忆。移情及实际关系的感觉可能彼此混杂，而箱庭可将这些持续相互的影响的复杂性同时描绘出来。

（三）箱庭既能呈现问题，也能呈现成长和变化

对强迫症患者而言，持续体验到的闯入观念、冲动使其经常处于严重

的焦虑和恐惧等消极情绪中，重复的行为或内在的仪式化虽能暂时缓解他们因为强迫观念所造成的焦虑，但这些过度化的反应会让患者陷入一种不可遏制的失控感。

强迫症患者的这些症状在箱庭制作中有所呈现。研究中发现，对于强迫症状组的大学生而言，他们在箱庭作品中使用的玩具和占据的空间都比较少，属于箱庭场景中的 E 模式即"贫乏世界模式"。有些个体虽然使用了较多的玩具，但大多是分散、无联系、混乱地摆放在沙箱之中，呈现出无组织的状态，属于箱庭场景中的 CRD 模式即"混乱世界模式"。这些表明强迫症患者的内心力量相对较弱，意识能力和心理容量都非常有限，反映出患者因为强迫症状导致的心理功能受损。他们只是单纯地罗列自己喜欢的玩具，很难进行主题的命名和内心体验的表达，箱庭制作的时间都比较短，平均时间为5—6分钟。因为总是被反复持续的闯入观念所困扰，他们在箱庭中对内心世界的投入也比较困难，这些都表明患者对自我的驾驭能力是有限的，也缺乏探索的勇气。

（四）箱庭可以降低个体的心理防御，增强个体的控制感和自尊感

虽然针对强迫症状本身，CBT 和 ERP 显示出其特殊的有效性，但对于强迫症伴随的焦虑、抑郁等问题却没有很好地处理。患者心理功能的康复是一个整体化的过程，不仅仅在于症状的消除，还在于患者的自尊自信、人际关系、社会交往等多方面功能的恢复和成长，而心理动力疗法的一些技术在这些问题的改善上提供了很多的支持和帮助，特别是针对强迫症患者成长中特殊事件的处理显示出其有效性。

箱庭疗法中象征和游戏的方式不仅给患者提供了表达的空间，还降低了患者的心理防御，为洞察患者深层的心理冲突提供了可能。箱庭制作本身可以增加患者的控制感，以及对当下事物的关注，从而降低焦虑，这些都是强迫症患者在生活中最欠缺的。作品的变化也能提高患者的自尊和自我价值，强迫症患者不仅可以通过制作与无意识世界得以沟通，还能从中汲取心理成长的能量，达到治疗上的支持和重构。

洛尔（Laur）指出强迫症的两大基本维度是"回避危险类型"和"不完整感类型"。"不完整感"是个体内在的感觉—情感功能失调，不能根据情绪经历和感觉反馈来有效指导行为，会放大生活中的行为缺陷，通过反复的强迫的仪式行为来平衡"不完整感"带来的负面情绪。因此，针对个体的"不完整感"进行治疗，可以降低其对行为的影响作用，从

而缓解个体的强迫症状。如上所言，箱庭疗法的基本设置给患者提供了改善"不完整感"的机会。个体箱庭过程中允许患者自由地选择和摆放玩具，并根据自己的意愿进行调整至作品完成。制作结束后患者与治疗者就作品本身和制作体验进行交流。这种治疗设置和过程触发了强迫症患者的"不完整感"的体验和表现，同时也提供了锻炼患者感觉反馈的机会，不断地去平衡"不完整感"带来的消极情绪体验，直至患者最终接纳作品并完成制作。

　　箱庭治疗虽然并没有针对强迫症患者的强迫症状进行行为训练和分析，但对缓解焦虑、抑郁等共病症状，处理强迫背后的心理冲突提供了治疗的可能性。

下　篇

实证研究

第五章

研究背景

第一节　当前研究的状况

强迫症是一种病因不明、症状复杂、预后较差，给个体带来巨大精神痛苦和社会生活影响的心理疾病。很多学科对强迫症的发病机制、症状特点以及治疗方法进行了大量的研究，单是心理学科不同理论流派之间构建的模型就有很多，其中认知理论取向的占多数。尽管如此，至今仍没有一个被广泛接受和认可的理论模型，而且小模型比较多，其中很多主体相似，只是微观层面略有差别。这种研究现状不利于学习者形成清晰明朗的研究思路，开展进一步的研究。此外，认知理论的局限也迫使更多的研究者在现有模型的基础上纳入其他因素，强迫症的整合理论模型是今后研究的主要方向。

神经生物学的研究表明，强迫症是带有遗传因素的精神疾病，但是，环境因素在强迫症的起病和发展中起到很大的影响作用。通过流行病学的调查数据以及临床实践中的案例报告可以看出，强迫症起病较早，病程较长，多数患病个体报告初次起病在儿童青少年期。探讨个体早年的家庭环境以及成长经历等因素的作用对于了解强迫症个体的起病有重要意义。目前，有关强迫症影响因素的研究很多，但大部分都是从单个方便进行考察，很少有研究从综合的角度探讨不同影响因素之间的关系以及它们对强迫症的影响机制。

强迫症研究的被试群体主要有临床样本和亚临床样本两大类。目前，强迫症的治疗手册大多是针对临床样本（NICE，2006），多采用药物治疗和认知行为治疗相结合的方法。流行病学的调查研究表明，亚临床群体中有很多患有强迫症状的个体，他们虽然并没有达到临床诊断的标准，但其社会生活受到强迫症状的严重影响，部分社会功能受到损害，并且存在进一步发展或恶化成强迫症的可能性。以亚临床群体为研究样本，考察其强迫症状发生发展的影响因素，探索治疗强迫症状的有效方式具有重要的意义。

第二节　本研究的创新之处

心理动力学理论和认知行为理论是强迫症领域影响最为深远的两大理论，它们从不同的理论视角对强迫症的发生发展进行了详尽的论述。多伦（Doron）等人（2005）在其研究中指出了将二者有机整合的可能性，即自我因素在强迫症中的核心作用。通过对既有文献的梳理，我们发现家庭环境和童年创伤经历是导致强迫症发生发展的危险性因素，而这二者又是影响个体自我发展的关键因素。它们之间到底存有什么样的关系，在强迫症的发生发展中各自起着什么样的作用，共同影响的作用机制是什么等是本书关注和期待解决的问题。正是基于这样的研究立场，本书在整合强迫症领域中在既有的影响深远的两大理论的基础上，结合圭达诺等人关于强迫症整合模型的新观点，纳入家庭、创伤等新的研究点，探讨强迫症的影响因素及其作用机制。

强迫症的治疗一直是研究者和临床学家颇为棘手的问题，尽管 APA 和 OCCWG 等官方组织一致认为药物治疗和认知行为治疗是目前较有成效的两大方法，但治疗阻抗以及复发或恶化的临床现象表明，在既有治疗中纳入新的治疗因素、优化治疗手段或探索新的治疗方法是强迫症治疗领域亟待解决的问题。本研究尝试使用箱庭疗法对强迫症的亚临床强迫症进行心理治疗，考察其治疗的过程及效果。

第三节　研究意义

一　理论意义

进一步丰富强迫症的理论模型。在既有理论模型的基础上，纳入家庭环境、创伤经历等因素的解释，能够更全面地解释强迫症状发生和发展的原因及其相互作用的心理机制，为后续的心理治疗提供理论依据。

进一步发展箱庭疗法的理论研究。对亚临床强迫症个体箱庭特征的研究，丰富了箱庭疗法在基础研究方面的成果。对亚临床强迫症个体箱庭治疗过程及效果的研究，通过临床实践证明其治疗的有效性，澄清并论述箱庭疗法对亚临床强迫症的治疗机制，从理论上扩展了箱庭疗法的临床适用范围。

二　实践意义

探索了治疗亚临床强迫症的新方法。亚临床强迫症是心理咨询与治疗实践中经常遇到的棘手问题，因为没有及时诊断或过度诊断而导致亚临床个体没有选择或选取了不适当的治疗方法，延误了治疗时机，给个体的生活及社会功能造成不同程度的损伤，进而严重危害个体的心理健康。本书立足强迫症状的影响因素模型，探索更具针对性的治疗方法，为强迫症的治疗提供新的思路。

扩展了箱庭疗法的临床实践。本书为箱庭疗法在强迫症心理治疗方面应用的可能性提供了理论和实证方面的支持。

第四节　总体研究思路

本书最初的研究动机是源自研究者多年在大学生心理咨询中心的咨询实践经验，前来求助的大学生中受强迫症状困扰的个体非常多，咨询中心的其他咨询人员也反映强迫症状是大学生咨询中较为困难和棘手的案例。考虑到大学生以后的学习和社会生活，研究者不主张轻易将有强迫症状的个体推荐到医院或精神病院接受强迫症的相关治疗。因此，怀着这样的初心，研究者开始有针对性地接触强迫症状的个案，并尝试使用多种心理疗法进行治疗。之后的临床实践中，研究者使用箱庭疗法对一名强迫症状女大学生进行 12 次的箱庭治疗，取得了较好的效果，由此引发了研究者全面系统地考察亚临床强迫症的影响因素及其治疗的研究动机。因此，在对国内外有关强迫症研究文献综述的基础上，提出本书的研究思路和具体计划。

首先，在前人相关研究的基础上，对本书所关注的兴趣点——亚临床强迫症发生发展的影响因素及其机制——进行文献方面的梳理和论述，顺应整合理论模型的趋势，以自我和谐、家庭环境及童年创伤经历为影响变量，考察变量之间的相互关系及对亚临床强迫症发生发展的作用机制，以期进一步发展解释强迫症发生发展的理论模型。

其次，以亚临床强迫症样本，考察亚临床强迫症的箱庭作品特征。从箱庭疗法的角度，收集亚临床强迫症在箱庭制作时间、玩具使用情况、作品主题类别、场面构成设置及制作感受体验等方面的信息，借助箱庭这种象征性表达的媒介，深入了解和把握亚临床强迫症的心理状态和心理特质，为进一步使用箱庭疗法进行亚临床强迫症的治疗提供基础方面的信息和线索。

最后，根据研究一结果确定影响强迫症状的关键因素，结合研究二中亚临床强迫症在箱庭制作及作品中的特征表现，使用箱庭疗法对强迫症状严重的大学生进行个案治疗，探索治疗的过程及效果，总结箱庭疗法应对亚临床强迫症的治疗机制。

第六章

亚临床强迫症的影响因素及其作用机制

第一节　研究的目的与方法

一　研究思路

强迫症的病因机制是至今仍未攻克的难题，尽管研究者们认为强迫症是一种带有遗传因素影响的心理疾病，但仍然强调环境因素在强迫症发生发展中的影响作用，探索诱发强迫症状的危险性和保护性因素，为预防强迫症的发展和恶化提供有价值的信息。来自文献综述及临床实践的经验表明，自我矛盾和不和谐是强迫症个体的核心问题，此外，大多数个体报告童年期曾有过来自家庭特别是父母的创伤体验，抱怨父母在自我成长过程中所使用的不恰当的教养方式。基于上述考虑，本书在前人相关研究的基础上，立足整合强迫症既有理论模型，考察自我和谐、家庭环境、童年创伤经历这三个因素在亚临床强迫症发生发展过程中的相互作用关系，以期进一步发展强迫症的理论模型，为强迫症的病因学研究提供有效信息。

二　研究假设

假设一：自我和谐、家庭环境及童年期创伤性经历各子维度与强迫症状之间存在显著相关。

假设二：自我和谐、家庭环境及童年期创伤性经历能显著预测强迫症状，不同子维度对强迫症状的预测力不同。

假设三：自我和谐、家庭环境及童年期创伤性经历对强迫症状的联合预测，自我和谐的预测力大于家庭环境和童年期创伤性经历。

三　研究方法

（一）被试

采用随机整群抽样法，在北京市多所大学随机选取 500 名大学生作为本书的被试样本。

将普通大学生作为研究一的主要被试群体，基于以下几个方面的考虑：（1）强迫症的流行病学研究以及其他相关研究表明，亚临床强迫症是强迫症研究领域中一个很重要的部分。除了精神病院所接受的强迫症患者以外，在社区、学校、企业等也存在大量有强迫症状的亚临床强迫症患者，他们深受强迫症状的困扰，但却基于种种原因不能或没有寻求专业帮助。对这类群体进行研究既是社会的需要，同时也是对强迫症系列研究的有效补充；（2）临床强迫症患者大都病情严重，有着较长和复杂的治疗经验，不利于研究问卷的完成以及新的治疗方法的尝试；（3）限于研究者的能力以及受训经历，不能胜任临床强迫症患者对于药物和其他共病问题的治疗工作，但多年的心理治疗经验可以为亚临床强迫症患者提供心理治疗方面的帮助。

（二）测查问卷

1. Padua 量表（Padua Inventory，PI）

Padua 量表是由意大利学者圣阿维奥编制，用于强迫症症状的自我评定。PI 先后在意大利、澳大利亚、英国、北美、荷兰和爱尔兰等多个国家得到了修订，显示了良好的信度和效度。钟杰等人（2006）将 Padua 量表引进中国，以大学生为样本，察其在中国非临床样本中的因素结构。研究发现 PI 具有合格的信度（总分及分维度的 α 系数均在 0.83 以上，重测信度在 0.83 以上），使用探索性因素分析获得了 PI 的 4 个因素，但结构效度需要进一步验证。

2. 童年期创伤性经历问卷（Childhood trauma questionnaire-28 short form）

CTQ-SF 是由美国临床心理学家伯恩斯坦（Bernstein）等于 1996 年编制的用于评估儿童期创伤性经历的自陈式问卷。问卷包含 5 个因子：情感虐待、躯体虐待、性虐待、情感忽视和躯体忽视。赵幸福于 2003 年将其译成中文。该量表有较好的信度和效度，被多国学者修订和使用。傅文青等以大学生为调查样本对其进行了初步的信效度检验。结果显示，CTQ-SF 大学生样本各量表（除躯体忽视量表）的重测信度为 0.43—0.82，总分为 0.71，分半信度系数经 Spearman-Brown 公式矫正所得的结果为 0.45—0.70，总分为 0.55，α 系数为 0.51—0.71，总分为 0.60，大学生样本在各项分数上都显著低于人格障碍样本（$P < 0.001$），显示实证效度

较好。对 CTQ-SF 进行验证性因素分析结果表明，量表的 5 个因子模式符合原量表的理论构想，构想效度较好。

3. 家庭环境量表中文版（Family Environment Scale，FES-CV）

家庭环境量表（FES）系 Moss 等于 1981 年编制，共设 90 条是非题，需要大约 30 分钟完成。该量表分为 10 个分量表，分别评价 10 个不同的家庭社会和环境特征。在很多西方国家，FES 已广泛应用于描述不同类型正常家庭的特征和危机状态下的家庭状况，评价家庭干预下的家庭环境变化，以及对家庭环境与家庭生活的其他方面进行比较。

FES 所评价的家庭特征包括：（1）亲密度（Cohesion），即家庭成员之间相互承诺、帮助和支持的程度；（2）情感表达（Expressiveness），即鼓励家庭成员公开活动，直接表达其情感的程度；（3）矛盾性（ConfI-ict），也就是家庭成员之间公开表露愤怒、攻击和矛盾的程度；（4）独立性（Independence），即家庭成员的自尊、自信和自主程度；（5）成功性（Achievement Orientation），是指将一般性活动（如上学和工作）变为成就性或竞争性活动的程度；（6）知识性（Intellectual—Cultural Orienta-tion），即对政治、社会、智力和文化活动的兴趣大小；（7）娱乐性（Ac-tive—Recreational Orientation），即参与社交和娱乐活动的程度；（8）道德宗教观（Moral—Religious Emphasis），即对伦理、宗教和价值的重视程度；（9）组织性（Organization），即指安排家庭活动和责任时有明确的组织和结构的程度；（10）控制性（Control），即使用固定家规和程序来安排家庭生活的程度。该量表的重测信度在 0.55—0.92 之间。

4. 自我和谐量表（Self Consistency and Congruence Scale）

本量表根据罗杰斯（Rogers）提出的 7 个维度设计，由治疗者的主观评定变为病人的自我报告。共有 35 个项目，使用 1—5 的等级评分。经因素分析得到三个分量表：自我与经验的不和谐、自我的灵活性及自我的刻板性。通过对 502 名大学生的测试，采用项目一致性的方法计算，各分量表的同质性信度较高，分别为 0.85，0.81，0.64。281 名大学生测试发现，各分量表有中等的校标关联效度，各分量表可解释 SCL-90 所测的身心症状的总方差的 10%—20%。"自我与经验不和谐"与各身心症状呈正相关（r = 0.16—0.39），"自我的灵活性"与各身心症状均有显著的负相关（r = − 0.25 − − 0.18），"自我的刻板性"仅与偏执的效果显著（r = 0.12）。本量表既可以作为评估心理健康状况的一般工具，也可用于心理治疗研究和实践的疗效评估。

（三）统计方法

采用 t 检验、方差分析、回归分析等统计方法，使用 SPSS 15.0 等统计软件。

第二节　研究的结果与讨论

一　问卷修订

本研究选用了 4 个成型量表，其中，《家庭环境量表中文版》和《自我和谐量表》摘自最新版的心理卫生量表手册，在国内的心理学研究中均有广泛的应用，本书不再对其效度进行验证，只是报告其信度系数。《Padua 量表》和《童年期创伤性经历问卷》均引自国外问卷的中文版，尽管钟杰和赵幸福曾分别对这两份问卷在中国的应用进行过初步信效度的检验，但仍需要更多的数据来进一步验证。

为了考察《PI》和《CTQ-SF》问卷结果的合理性和项目的适宜性，本研究首先对问卷进行了预测。预测被试来自北京地区 3 所高校大一到大四的学生，随机抽取整班的方式共抽取 400 名被试，回收问卷 370 份，剔除规律作答及不完全作答问卷 17 份，有效问卷 353 份。首先，按照初步修订后的维度，采用验证性因素分析对上述两个问卷的结构效度指标进行检验，发现指标很不理想。本书决定重新对问卷进行项目分析和探索性因素分析，修订问卷。

（一）项目分析

以各个问卷总分最高的 27% 和最低的 27% 作为高分组与低分组界限，求出两组被试在每题得分的平均数差异，将没有达到显著水平的题目删除。计算每个题目与总分之间的相关，将相关较低（$r < 0.3$）的题目剔除。项目分析发现，《PI》和《CTQ-SF》均保留了原有题目。

（二）探索性因素分析

在《PI》问卷中，对施测的 60 个题目进行球形 bartlle 检验，结果显著，$X2 = 3014.02$，$P < 0.01$，并且 $KMO = 0.868$，表示适合进行因素分析。采用主成分分析法对问卷进行初步分析，发现特征值大于 1 的因素有 13 个。通过观察碎石图发现，前四个因素的特征值有一个陡降，结合原

有维度的四因子结构，决定抽取 4 个因子。考虑到正式施测时总的问卷题目较多，为了减轻被试负担，选择代表性更强的题目，将因子载荷提到 0.6，也就是说将由这 4 个因子决定的负荷低于 0.6 的项目去掉，对剩余的 21 个题目再次进行因素分析，发现 4 个因子的特征根均大于 1，可解释的方差累积贡献率为 58.35%，进行正交旋转，旋转后的各项目负荷在 0.60 以上。根据探索性因素分析的结果，可以将《PI》问卷分为 4 个维度，根据每个维度所包含的项目可对其命名。因子 1：污染，包含 7 个题目（原题号 3、4、5、6、7、8、10）；因子 2：思维失控感，包含 6 个题目（原题号 28、29、32、33、35、42）；因子 3：行为失控感，包含 5 个题目（原题号 47、49、54、55、56）；因子 4：检查，包含 3 个题目（19、20、21）。

在《CTQ-SF》问卷中，对施测的 28 个题目进行球形 bartlle 检验，结果显著，X2 = 2939.99，P < 0.01，并且 KMO = 0.885，表示适合进行因素分析。采用主成分分析法对问卷进行初步分析，发现特征值大于 1 的因素有 6 个。通过观察碎石图发现，前五个因素的特征值有一个陡降，结合原有维度的五因子结构，决定抽取 5 个因子。接着，将由这 5 个因子决定的负荷低于 0.4 的题目以及共载的题目去掉，对剩余的 20 个题目再进行因素分析，发现 5 个因子的特征根均大于 1，可解释的方差累积贡献率为 62.44%，进行正交旋转，旋转后的各项目负荷在 0.40 以上。根据探索性因素分析的结果，可以将《CTQ-SF》问卷分为 5 个维度，根据每个维度所包含的项目可对其命名。因子 1：性虐待，包含 5 个题目（原题号 20、21、23、24、27）；因子 2：身体虐待，包含 5 个题目（原题号 9、11、12、15、17）；因子 3：情感忽视，包含 4 个题目（原题号 7、13、19、28）；因子 4：情感虐待，包含 4 个题目（原题号 3、4、8、14）；因子 5：身体忽视，包含 2 个题目（原题号 1、6）。

二　正式施测

（一）被试基本资料分析

共发放问卷 500 份，回收 495 份，删除有规律作答问卷 10 份，不完全作答问卷 14 份，最后剩余 471 份有效问卷。问卷有效率 94.2%。

人口学资料方面，有效被试人数 471 人，其中男性 283 人，女性 166 人，缺失数据 22 人。一年级人数为 76 人，二年级人数为 199 人，三年级人数为 93 人，四年级人数为 60 人，缺失数据为 43 人。

表 6 - 1　　　　　　　　　　　被试基本资料表

项目	分类	人数（人）
性别	男	283
	女	166
	缺失	22
年级	一年级	76
	二年级	199
	三年级	93
	四年级	60
	缺失	43

（二）问卷的信效度分析

1. 内部一致性信度

研究采用内部一致性系数（Cronbach α 系数）来衡量同一量表内题目之间的一致性程度。α 系数越高代表内部一致性信度越好，虽然没有一个完全统一的规则来决定到底多高的系数才能宣称信度是好的，但相当多的研究者都采用以下粗略的判断标准：信度系数 0.90 以上为 "优秀"；0.80 左右是 "非常好"；0.70 则是 "适中"；0.50 以上可以接受；低于0.50 为不可接受（Kline，1998）。表 6 - 2 列出了《PI》、《CTQ-SF》、《FES-CV》以及《自我和谐量表》及问卷的内部一致性系数。

表 6 - 2　　　　　　　　　各问卷及维度的内部一致性系数

问卷	维度	题目数量	Cronbach α 系数
Padua 量表		21	0.652
	污染	7	0.825
	思维控制感	6	0.835
	行为控制感	5	0.773
	检查	3	0.859
童年期创伤性经历问卷		20	0.731
	性虐待	5	0.774
	身体虐待	5	0.843
	情感忽视	4	0.809

问卷	维度	题目数量	Cronbach α 系数
童年期创伤性经历问卷	情感虐待	4	0.588
	身体忽视	2	0.534
家庭环境量表（中文版）		90	0.538
自我和谐量表		35	0.605

2. 效度分析

通过 Amos 4.0 运用极大似然估计法（MLM）进行验证性因素分析，对修订后的 Padua 量表以及 CTQ-SF 的结构效度指标进行检验。

表 6 - 3   Padua 量表和 CTQ-SF 验证性因素分析模型整体拟合指数

问卷（拟合指数）	X2	df	X2/df	GFI	AGFI	RMSEA	CFI	IFI
Padua 量表	537.93	183	2.94	0.900	0.874	0.064	0.904	0.904
CTQ-SF	483.96	160	3.03	0.906	0.876	0.066	0.906	0.907

模型拟合数据表明：模型的拟合基本可以接受，说明修订后的 Padua 量表和 CTQ-SF 量表有恰当的结构效度。

三　对大学生强迫症状的分析

对强迫症状的总体状况分析表明，大学生在 PI 四个维度上平均得分分别为：污染 4.25 ± 4.00、思维失控感 6.40 ± 4.20、行为失控感 0.89 ± 1.84、检查 2.48 ± 2.50，在 PI 得分中总分为 14.02 ± 9.20。该问卷为 5 分制问卷，计分方式为 0—4 分。从中我们可以看出，大学生 PI 总分、思维失控感和检查两个维度的得分处在中等程度，污染和行为失控感两个维度得分处在轻度。

不同性别之间的比较显示（表 6 - 4），除了行为失控感维度男生显著高于女生之外，其他维度及 PI 总分均没有显著的性别差异。这与强迫症流行病学的研究结果略有不同，后者认为女性的发生率要高于男性（Weissman 等，1994），但是与钟杰（2006）等人的结果相同，即在大学生群体中，强迫症状总分没有显著的性别差异。

表6-4　　　　　　　　不同性别之间强迫症状的比较（M±SD）

性别（人数）（人）	污染	思维失控感	行为失控感	检查	PI总分
男（283）	4.07±3.93	6.69±4.18	1.05±2.04	1.05±2.04	14.39±8.97
女（166）	4.63±4.01	5.91±4.15	0.49±1.16	2.20±2.58	13.22±9.32
T	1.45	1.92	3.27*	1.62	1.31

说明：* 表示 p<0.05，** 表示 p<0.01，*** 表示 p<0.001，以下类同。

不同年级之间的比较显示（表6-5），PI 总分及各个子维度均没有显著的年级差异。但是大四学生的 PI 总分及各个维度都要略高于其他年级。因此，本研究在后续的研究分析中均不再将性别和年级作为自变量对被试加以区分。

表6-5　　　　　　　　不同年级之间强迫症状的比较（M±SD）

年级（人数）（人）	污染	思维失控感	行为失控感	检查	PI总分
大一（76）	4.34±3.98	6.48±3.75	0.45±1.09	2.30±2.03	13.57±7.73
大二（199）	4.06±3.73	6.22±4.13	0.93±1.91	2.15±2.26	13.36±8.98
大三（93）	3.89±3.69	5.64±4.13	0.66±1.42	2.11±2.11	12.30±8.42
大四（60）	4.60±4.12	7.30±4.18	1.20±2.09	3.15±3.38	16.25±10.41
F	0.27	1.01	1.70	1.26	1.09

四　对大学生强迫症状影响因素的综合分析

为了自我和谐、探讨家庭环境及童年期创伤性经历对大学生强迫症状的影响，我们以参与了正式施测并提交有效问卷的471人为样本，进行相关分析和回归分析。

（一）自我和谐、家庭环境、童年期创伤性经历与大学生强迫症状的相关分析

将大学生强迫症状、自我和谐、家庭环境及童年创伤性经历四个变量的各个子维度求积差相关，以揭示各指标之间的关系。从相关分析中可见，自我因素中自我与经验的不和谐与污染、思维失控感和检查相关显著，自我的灵活性与行为失控感相关显著，自我的刻板性与污染、思维失控感与行为失控感相关显著，三个子维度都与强迫症状总分相关显著。家庭环境因素中亲密度、情感表达与思维失控感和行为失控感关系显著，矛盾性与思维失控感关系显著，独立性和成功性与思维失控感和检查关系显

著，知识性与污染和思维失控感关系显著，娱乐性与思维失控感关系显著，道德宗教观与行为失控感关系显著，组织性与污染和思维失控感关系显著，控制性与污染、行为失控感和检查关系显著，十个子维度中除了矛盾性、知识性和道德宗教观三个维度以外，其他维度均与强迫症状总分关系显著。童年创伤因素中性虐待与污染和行为失控感关系显著，身体虐待和情感虐待与强迫症状各维度的关系均显著，情感忽视与思维失控感和行为失控感关系显著，身体忽视与行为失控感和检查关系显著，五个子维度都与强迫症状总分关系显著。

（二）自我和谐、家庭环境、童年期创伤性经历与大学生强迫症状的回归分析

在相关分析的基础上，进一步进行回归分析，把自我和谐、家庭环境和童年期创伤性经历因素中与强迫症状相关显著的子维度作为自变量，使用逐步回归法分别对强迫症状进行回归分析。

1. 自我和谐与强迫症状的回归分析

分别以强迫症状的总分及各子维度为因变量，以自我和谐量表的三个子维度为自变量进行回归分析（表6－6），结果发现：自我与经验的不一致、自我的灵活性和自我的刻板性对强迫症状总分、思维失控感以及行为失控感都回归显著。此外，自我的刻板性对污染回归显著，自我的刻板性和自我与经验的不一致对检查回归显著。

表6－6　　　　　　　　自我和谐与强迫症状的回归分析

因变量	自变量	F	$R^2_{adjusted}$	β	t
强迫症状总分	自我与经验的不一致	82.27 ***	0.15	0.39	9.07 **
	自我的刻板性	59.82 ***	0.20	0.26	5.66 ***
	自我的灵活性	47.95 ***	0.23	-0.18	-4.41 ***
污染	自我的刻板性	38.50 ***	0.07	0.28	6.21 ***
思维失控感	自我与经验的不一致	200.32 ***	0.30	0.55	14.15 ***
	自我的灵活性	108.76 ***	0.31	-0.14	-3.52 ***
	自我的刻板性	75.56 ***	0.32	0.11	2.56 *
行为失控感	自我的灵活性	57.56 ***	0.11	-0.33	-7.59 ***
	自我与经验的不一致	36.70 ***	0.13	0.17	3.77 ***
	自我的刻板性	26.07 ***	0.14	0.10	2.07 *
检查	自我的刻板性	35.42 ***	0.07	0.27	5.95 ***
	自我与经验的不一致	24.83 ***	0.09	0.18	3.65 ***

说明：表中的 β 值均为变量第一次进入方程的时候的值，以下类同。

2. 家庭环境与强迫症状的回归分析

分别以强迫症状的总分及各子维度为因变量，以家庭环境量表的十个子维度为自变量进行回归分析（表6-7），结果发现：家庭环境中组织性和控制性对强迫症状总分、污染、检查回归显著，情感表达对强迫症状总分和行为失控感回归显著，亲密度对思维失控感和行为失控感回归显著，成功性对强迫症状总分、思维失控感和检查回归显著，娱乐性对思维失控感回归显著，知识性对污染回归显著，独立性对检查回归显著。

表6-7   家庭环境与强迫症状的回归分析

因变量	自变量	F	$R^2_{adjusted}$	β	t
强迫症状总分	组织性	14.78***	0.03	-0.18	-3.85***
	控制性	13.82***	0.05	0.17	3.54***
	情感表达	11.41***	0.06	-0.12	-2.51*
	成功性	10.03***	0.07	0.11	2.35*
污染	组织性	6.57***	0.01	-0.12	-2.56*
	控制性	9.33***	0.03	0.16	3.45***
	知识性	8.53***	0.05	0.12	2.59**
思维失控感	娱乐性	19.47***	0.04	-0.2	-4.41***
	亲密度	15.14***	0.06	-0.15	-3.23***
	成功性	13.48***	0.07	0.14	3.01**
	组织性	11.35***	0.08	-0.11	-2.16*
行为失控感	亲密度	27.94***	0.05	-0.24	-5.29***
	情感表达	16.90***	0.06	-0.12	-2.36*
检查	成功性	16.70***	0.03	0.19	4.09***
	独立性	12.38***	0.05	-0.13	-2.8**
	组织性	10.03***	0.06	-0.10	-2.26*
	控制性	8.77***	0.06	0.10	2.18*

3. 童年期创伤性经历与强迫症状的回归分析

分别以强迫症状的总分及各子维度为因变量，以童年期创伤性经历量表的五个子维度为自变量进行回归分析（表6-8），结果发现：情感虐待和身体忽视对强迫症状总分、思维失控感和检查回归显著，情感忽视对行为失控感和检查回归显著，身体虐待对强迫症状总分、污染和行为失控感回归显著，性虐待对行为失控感回归显著。

表6-8　　　　　　　　　　童年期创伤经历与强迫症状的回归分析

因变量	自变量	F	$R^2_{adjusted}$	β	t
强迫症状总分	情感虐待	22.96 ***	0.05	0.22	4.79 ***
	身体忽视	15.78 ***	0.06	0.14	2.87 **
	身体虐待	12.20 ***	0.07	0.11	2.19 *
污染	身体虐待	13.36 ***	0.03	0.17	3.66 ***
思维失控感	身体忽视	24.56 ***	0.05	0.22	4.96 ***
	情感虐待	14.69 ***	0.06	0.10	2.15 *
行为失控感	身体虐待	42.64 ***	0.08	0.29	6.53 ***
	情感忽视	28.78 ***	0.11	0.18	3.71 ***
	性虐待	20.60 ***	0.11	0.11	1.97 *
检查	情感虐待	11.74 ***	0.02	0.16	3.43 ***
	身体忽视	9.04 ***	0.03	0.20	2.49 *
	情感忽视	7.38 ***	0.04	-0.10	-1.98 *

4. 自我和谐、家庭环境与童年期创伤性经历与强迫症状的总回归分析

分别以强迫症状总分及四个子维度为因变量，以自我和谐、家庭环境和童年创伤性经历中在上述单个回归方程中回归显著的子维度为自变量，采用逐步回归法进行多元回归分析（表6-9），结果发现：在对强迫症状总分的回归方程中，自我和谐的三个子维度均回归显著，其中，自我与经验的不一致影响最大，贡献率为15%。童年期创伤性经历的两个子维度情感虐待和身体忽视回归显著。而在单独回归中有回归效应的家庭环境子维度均不显著。在对污染的回归方程中，自我的刻板性影响最大，其次为身体虐待，家庭环境中的知识性和组织性也对其回归显著。在对思维的失控感回归方程中，自我和谐的三个子维度均回归显著，其中，自我与经验的不一致影响最大，贡献率为30%，其次是身体忽视，家庭环境子维度均不显著。在对行为失控感的回归方程中，自我灵活性和自我经验的不一致回归显著，身体虐待和情感表达也同样回归显著，家庭环境子维度均不显著。在对检查的回归方程中，自我的刻板性和自我与经验的不一致影响最大，家庭环境中的成功性、独立性和知识性以及情感虐待和身体忽视均对其回归显著。

表 6 – 9　　　　自我和谐、家庭环境与童年期创伤性经历与强迫症状的总回归分析

因变量	自变量	F	$R^2_{adjusted}$	β	t
强迫症状总分	自我与经验的不一致	82.23 ***	0.15	0.39	9.07 ***
	自我的刻板性	59.83 ***	0.20	0.26	5.66 ***
	情感虐待	48.25	0.23	0.18	4.5 ***
	自我的灵活性	40.25 ***	0.25	− 0.15	− 3.56 ***
	身体忽视	33.43	0.26	0.09	2.20 *
污染	自我的刻板性	38.50 ***	0.07	0.28	6.21 ***
	身体虐待	24.20 ***	0.09	0.14	3.04 **
	知识性	18.66 ***	0.10	0.12	2.64 **
	组织性	16.00 ***	0.11	− 0.12	− 2.7 **
思维的失控感	自我与经验的不一致	200.32 ***	0.30	0.55	14.15 ***
	身体忽视	111.62 ***	0.32	0.16	4.04 ***
	自我的刻板性	79.08 ***	0.33	0.13	3.13 **
	自我的灵活性	61.90 ***	0.34	− 0.11	− 2.68 **
行为的失控感	自我的灵活性	57.56 ***	0.11	− 0.33	− 7.59 ***
	身体虐待	43.79 ***	0.15	0.23	5.18 ***
	自我与经验的不一致	34.19 ***	0.17	0.15	3.58 ***
	情感表达	27.35 ***	0.18	− 0.10	− 2.41 *
检查	自我的刻板性	35.42 ***	0.07	0.27	5.95 ***
	自我与经验的不一致	24.83	0.10	0.18	3.65 ***
	成功性	20.65 ***	0.12	0.15	3.35 ***
	情感虐待	18.13 ***	0.14	0.13	3.08 **
	独立性	15.90 ***	0.15	− 0.11	− 2.48 *
	身体忽视	14.14 ***	0.16	0.10	2.17 *
	知识性	12.86 ***	0.16	0.10	2.13 *

五　讨论

（一）大学生强迫症状的基本情况

对强迫症状总体状况的分析可以看出，大学生 PI 总分、思维失控感和检查两个维度的得分处在中等程度，污染和行为失控感两个维度得分处在轻度。国内使用 Padua 量表作为研究工具的文献比较少，钟杰（2006）等人在将 Padua 量表引入中国并在大学生群体中进行修订时的数据显示，男、女生在问卷总分上分别为 34.45 和 34.32，在思维失控感上得分分别

为 14.54 和 13.84，在行为失控感上得分分别为 3.06 和 2.83，在污染得分上分别为 6.53 和 8.03，在检查得分上分别为 2.71 和 2.31。并且，男女生在问卷总分上不存在显著差异，在检查维度男生显著高于女生，在污染维度女生显著高于男生。

本书使用的 Padua 量表在钟杰修订的基础上进一步进行了修订，从问卷结构效度指数及被试答题负担考虑，只保留了 21 个题目。问卷调查的结果显示，除了在"行为失控感"维度男生显著高于女生外，PI 总分及其他三个维度均未显示性别差异。尽管与流行病学的研究结论略有不同，但是支持其他研究者的结论。施特恩贝格尔（Sternberger）和伯恩斯（Burns，1990）的研究结果显示了与本书一致的结论。麦克唐纳（Macdonald）和西尔瓦（Silva）（1999）没有检验出任何性别差异，只谨慎地报告了在"检查"和"受驱使与行为失控感"两个维度中男性有得分高于女性的倾向。而 Mancini（1999）等的研究结果显示，除了"检查"因素，女性在总分和其他三个因素的得分均高于男性。PI 中是否存在性别差异现在仍旧是争论的焦点，各个研究者没有统一的结论。

本书的研究结果与研究者的临床经验也颇为吻合。临床中检出率较高的强迫症类型是强迫性思维和检查，因为给患者的生活带来诸多不良影响，在前来求助的强迫症患者中所占比例较高。本书的结果也发现，在大学生中强迫症状得分较高的维度是思维失控感和检查，相对于污染和行为失控感，前者的患病比例更高一些。

（二）　自我与经验的不一致是影响强迫症状最重要的因素

从自我和谐与强迫症状之间关系的结果可以看出，自我和谐的三个维度对 PI 总分、思维失控感和行为失控感均有显著回归效应。其中，自我与经验的不一致对强迫症状的影响作用最大，除了污染维度外，对 PI 总分和其他三个维度均有显著回归效应，并且对 PI 总分和思维失控感的解释率最大。

在有关强迫症的新理论中，圭达诺的整合模型（1983）的核心假设认为强迫症个体对自我和他人的表征是矛盾的，个体所持有的对自我双重或矛盾的情感导致个体发展出各种特殊图示形成强迫症。巴尔等人（2007）进一步指出，自我矛盾是强迫症个体的核心特征，个体的所有图示的功能是为了降低自我矛盾感。巴尔的研究发现，自我矛盾与强迫症状之间存在高相关，并接受认知情感图示之间的调节作用。即便在控制了心境、决策困难以及低自尊等因素后，强迫症个体也比正常个体持有较高的自我矛盾。阿德玛也指出，个体的自我评价或自我表征是非常重要的因素，一旦产生认知偏见，就会造成个体对心理状态的错误解释，从而增加强迫症状出现的可能性。

本书的结果支持了闫俊等人（2004）的研究结论，即强迫症患者的自我不和谐性高、灵活性低、刻板性高。其中，自我与经验的不一致能显著预测 PI 总分、思维失控感、行为失控感和检查，特别是对思维失控感，解释率达 0.3。临床中发现，强迫症患者所体验到的很多闯入性、重复出现的想法、观念等都和自我方面有一定关系，其内容常常是自我不一致或自我消极方面的反映。本书还发现，自我的刻板性能显著预测检查、污染，自我的灵活性能显著预测行为失控感。由此可见，对于临床上最常见的强迫症分类即强迫性思维和强迫性行为，前者主要是受自我矛盾性的影响，而后者主要是受自我刻板性的影响。

（三）家庭环境的不同因素对强迫症状影响不同

从家庭环境与强迫症状之间关系的结果可以看出，家庭环境中的不同因素对 PI 总分和各子维度的影响不同。家庭环境量表将家庭环境解构成10 个不同的侧面来衡量家庭特征，其中，亲密度、情感表达、矛盾性属于关系维度，主要衡量的是家庭成员之间的积极情感和消极情感的表达程度以及相互承诺和支持的程度。独立性、成功性、知识性、娱乐性和道德宗教观属于个人成长维度，衡量家庭为成员个人成长所提供的环境特征。组织性和控制性属于系统支持维度，衡量整个家庭的组织结构及生活特征。

本书的研究结果发现，家庭系统支持维度对强迫症状总分、污染、检查回归显著，即控制性和组织性较高的家庭环境，个体患有强迫症特别是污染或者检查亚类型的可能性增高。很多强迫症个体认真细致、谨小慎微、思维刻板，这种个性形成与高组织性及控制性的家庭环境不无关联。

以往研究发现，神经症病人的父母表现出更少对子女的关心和理解、信任和鼓励，但却又过多的拒绝和否认，亦有研究证实父母教育方式与子女个性特征的形成关系密切。本书中，家庭关系维度对行为失控感回归显著，也就是说生活在很少获得情感支持或者正负性情感无法得到正常表达的家庭中的个体，更容易发展成强迫性行为。

在家庭个人成长维度中，娱乐性、成功性、独立性三个方面对检查、思维失控感回归显著。对于那些强迫症个体的家庭来说，他们的家庭生活通常缺乏娱乐活动和社交活动，一般性活动如上学和工作很容易就变成成就性或竞争性的活动，家庭成员的自尊、自信及自主程度一般比较低。这样的家庭环境很容易让个体形成思维刻板、追求完美、敏感多疑、易自责自悔等性格特征。具有这种性格系统的人，在遇到某些特殊的应激，就容易患强迫症。这与郑会蓉（2006）的研究结果相似，其以中学生为研究对象进行问卷调查及访谈结果发现，家庭环境中缺乏娱乐活动、脱离常规的刻板、墨守成规及家庭成员之间较低的亲密和支持度会最终凝结为一种强迫症的个性基础，家庭环境中的不良因素在强迫症的发病中起着极其重要的作用。

（四）童年期创伤性经历对强迫症状的发生发展有显著影响

迪恩（1999）指出儿童期虐待或忽视，是强迫症状发展的一个危险性因素。所谓虐待是指对儿童有义务抚养，监管及有操纵权的人作出的足以对儿童的健康、生存、生长发育及尊严造成实际或潜在伤害的行为。忽视（neglect）是指父母不能提供儿童在一个或更多的领域成长的条件，这些领域包括健康、教育、情绪发展、营养、保护和安全的居住条件（WHO，1999）。本研究的结果发现，情感虐待和身体忽视对强迫症状总分、思维失控感和检查回归显著，情感忽视对行为失控感和检查回归显著，身体虐待对强迫症状总分、污染和行为失控感回归显著，性虐待对行为失控感回归显著。这些研究结论与卡罗尔等人（2008）的研究一致，儿童期创伤，特别是情感创伤在强迫症状的发生发展中起到重要作用。

虐待对儿童和青少年的智力、情绪和社会适应各方面的发展都会产生影响，受虐儿童比正常儿童表现出更多的抑郁、焦虑、愤怒等情绪（Wolfe，1999），在人际关系中有更多的敌意归因和攻击行为（Joseph，2003），社交表现差，自尊及自我评价常常很低（Mullen，1996）。童年期的创伤经历及其产生的不良影响导致个体形成严重的不安全感，而不安全感与神经症关系密切，可能是神经症患者的本质症状。申学武（2005）在其研究中指出，强迫症患者的不安全感体现在生存、人际交往、爱与被爱、自我成就四个方面。

（五）对强迫症状起作用的依次是自我和谐、创伤经历和家庭环境

自我和谐、创伤经历和家庭环境对强迫症状的产生都有影响，且在各自的回归分析中都回归显著。然而，在将三个因素同时作为预测变量纳入

回归方程时，自我和谐的回归效应依然显著，而且占据比较重要的位置，创伤经历也呈现显著的回归效应，但是家庭环境的影响作用被大大削弱了，在对 PI 总分和思维失控感的回归分析中，均没有家庭环境维度的纳入。具体来看：在对强迫症状总分的回归方程中，自我和谐的三个子维度均回归显著，其中，自我与经验的不一致影响最大，贡献率为 15%。童年期创伤性经历的两个子维度情感虐待和身体忽视回归显著。而在单独回归中有回归效应的家庭环境子维度均不显著。在对污染的回归方程中，自我的刻板性影响最大；其次为身体虐待，家庭环境中的知识性和组织性也对其回归显著。在对思维的失控感回归方程中，自我和谐的三个子维度均回归显著，其中，自我与经验的不一致影响最大，贡献率为 30%；其次是身体忽视，家庭环境子维度均不显著。在对行为失控感的回归方程中，自我灵活性和自我经验的不一致回归显著，身体虐待和情感表达也同样回归显著，家庭环境子维度均不显著。在对检查的回归方程中，自我的刻板性和自我与经验的不一致影响最大，家庭环境中的成功性、独立性和知识性以及情感虐待和身体忽视均对其回归显著。

　　家庭环境作为影响个体心理发展最重要的外源变量，对强迫症状的发生发展起着重要作用。家庭系统的控制性和组织性、家庭成员间的情感交流和支持以及家庭生活中对成功性、竞争性的追求等因素都能显著预测强迫症状的发生。然而，当把自我和谐这一内源变量作为另一预测变量纳入时，家庭环境的影响效应就不再显著了。进行家庭环境和自我和谐的分层回归效应显示，将自我变量作为第二层纳入时，整个方程的解释率提高了，作为第一层纳入的家庭变量 β 值依然显著但均有下降。尽管没有作出更进一步的中介效应也没有拟合出更好的结构模型，从统计上来证明自我和谐在家庭环境和强迫症状之间的中介作用，但回归分析的结果表明，自我和谐的确起到了部分中介的作用。对于创伤经历变量也出现了类似的情况，不同的是，自我变量的纳入只是降低了创伤经历变量的解释率，但其回归效应依然显著。

　　中学生强迫症的研究发现，家庭因素对强迫症状的贡献率 27.86% 是较高的（郑会蓉，2006）。但在本研究中以大学生为研究对象，家庭因素的贡献率 7% 并不是很高，而且大部分效应是通过自我和谐来间接作用的。这在一定程度上表明，对于大学生来说，自我的和谐程度是影响强迫症状最主要的因素。家庭环境和创伤经历对于个体来说都是既成事实的因素，在研究中只能探讨其可能的影响但并不能对其进行直接的干预，而自我和谐程度以及个体对创伤的体验却是可以通过后续的干预研究进行改善的。本研究的结果恰好说明了自我和谐在强迫症状影响因素中的作用，为后续的干预研究提供了支持。

小结

1. 自我与经验的不一致是影响强迫症状最重要的因素。

2. 家庭环境的不同因素对强迫症状影响不同：家庭系统支持维度对强迫症状总分、污染、检查回归显著，家庭关系维度对行为失控感回归显著，在家庭个人成长维度中，娱乐性、成功性、独立性三个方面对检查、思维失控感回归显著。

3. 童年期创伤性经历对强迫症状的发生发展有显著影响：情感虐待和身体忽视对强迫症状总分、思维失控感和检查回归显著，情感忽视对行为失控感和检查回归显著，身体虐待对强迫症状总分、污染和行为失控感回归显著，性虐待对行为失控感回归显著。

4. 对强迫症状起作用的依次是自我和谐、创伤经历和家庭环境。

第七章

亚临床强迫症的箱庭作品特征研究

第一节　研究的目的与方法

一　研究思路

箱庭疗法的基础研究是箱庭疗法研究领域重要的组成部分，通过对不同性质、不同发展阶段的群体进行箱庭作品特征方面的研究，有助于丰富箱庭疗法的理论，为箱庭疗法的临床应用提供指导。对于第六章研究中甄别出的被试群体，按照自愿参与的原则，制作个体初始箱庭，并将其与普通大学生的箱庭作品特征进行比较，考察亚临床强迫症的箱庭作品特征，为进一步使用箱庭疗法进行强迫症状的治疗提供基础方面的信息和线索。

二　研究假设

与普通大学生相比，亚临床强迫症的箱庭制作及其作品中在以下几个方面存在差异：玩具使用的数量及类型；箱庭作品场面与主题；沙的使用的频次及方式；自我像表现及方式；制作时间；制作后的情感体验。

三　研究方法

（一）被试

实验组：将参与研究一的 471 名被试的 PI 总分按照由高到低排序，取前 15%。对所选取的 70 名高分组被试进行电话访谈，根据以下标准进行筛选：（1）有求助或渴望倾诉的意向并且自愿参与研究二；（2）参与本研究之前没有任何心理治疗的经验以及箱庭体验的经验。最终确定 30 名被试，其中男生 21 名，女生 9 名，参与者均为在校大学生，平均年龄 20.45 岁。

控制组：选取本研究室另一研究课题"留学生箱庭治疗研究"中所

招募的 30 名中国学生的初始箱庭作品，其中男生 8 名，女生 22 名，参与
者均为在校大学生，平均年龄 22.67 岁。背景资料显示 30 名学生均没有
明显的心理问题，只是作为兴趣小组招募到研究课题中，在初始访谈及箱
庭体验中也没有显示出明显的心理问题。研究课题负责人 W 同学与本研
究者同时接受箱庭疗法训练及心理咨询与治疗系统课程的训练，具有大致
相同的治疗经验。

（二）研究工具

1. 箱庭工具

沙箱：2 个，规格为 57 × 72 × 7（厘米，内尺寸）。箱子内壁涂成蓝
色，内装半箱净沙。

玩具模型：共有人物、动物、植物、建筑物、家具与生活用品、交通
运输工具、食品与果实、石头贝壳等类别玩具若干。

数码相机：对来访者的箱庭作品拍照。

箱庭疗法记录表：记录箱庭作品特征（作品主题、玩具使用、空间
配置、自我像、沙的使用）及箱庭过程（与治疗者的互动、制作过程）。

2. 研究者

在质的研究中，研究者就是重要的研究工具，咨询者的文化背景、训
练经历等人口学资料，可能会对咨询过程产生影响。而本研究中的研究者
身兼咨询者一职。为了避免研究者的改变所带来的箱庭治疗的变化，所以
在本研究中，箱庭疗法的见证人（即研究者）始终由同一人担任。在此
将研究者的情况作一些介绍。

1. 人口学资料

研究者为女性，27 岁（研究进行时龄），未婚。汉族，北京在校研
究生。

2. 箱庭疗法训练经历

自硕士研究生阶段开始学习箱庭疗法，有大量的自己制作箱庭的体验
和作为箱庭治疗者的经验。接受过系统的"心理咨询与治疗的理论及技
法"方向的研究生课程训练。

3. 督导

定期进行个人箱庭和团体箱庭的成长训练；由具有教授职称的箱庭疗
法专家督导。

（三）研究程序

1. 在研究一问卷的基础上，通过电话访谈最终确定 30 名研究被试。

2. 制作初始箱庭。所有被试进行初始箱庭体验 1 次，均采用个体箱庭的形式，时间为 50 分钟。

3. 根据记录表，对每个被试的初始箱庭过程及作品进行详细记录，作品拍照存档。

4. 体验结束后的 20 分钟，对实验组被试进行半结构访谈，了解被试有关家庭环境、成长经历及自我评价方面的信息。在征得被试同意下，访谈过程进行录音，作为分析材料。

- 具体的箱庭疗法干预步骤如下：

（1）介绍箱庭疗法

向被试简要介绍箱庭疗法是什么，大体如何制作。

（2）感受沙子

请被试伸出手，接触、抚摸沙子，去体会触摸沙子的感觉。

指导语：请把手放在沙子上，闭上眼睛，去感觉沙子的质地、温度、触感带给你的感觉。（1 分钟后）你可以任意移动沙子，并放飞你的思绪，随意想象。（1 分钟后）请慢慢张开眼睛。

（3）制作箱庭作品

感受完沙子之后，请被试使用玩具架上的玩具在沙箱里制作一个作品。制作过程中，治疗者不给予任何指导，完全由被试自由创作。被试制作箱庭过程中，治疗者静静地陪伴在一旁，并对制作过程做简单记录。

指导语：请用这些玩具在沙箱里做个什么，想做什么都可以。

如果在制作过程中被试向治疗者询问可不可以怎样做时，治疗者一律以"你想怎么做都可以"来进行回答；如果在制作过程中被试确实需要帮助时，治疗者可以提供适当的帮助，以尽可能地发挥被试的主动性为准则。

（4）体验作品

被试制作完箱庭作品后，请他用 3 分钟的时间来体会、感悟自己的箱庭作品。

指导语：这是你自己的世界，请你用一些时间在自己的世界里神游一番，用心去理解自己的这个世界，体验这个世界给你的一切感受。

（5）对话交流

治疗者与被试就箱庭作品进行对话，倾听被试的箱庭故事。从中了解有关作品主题、内容和被试心情的信息。

（6）确定主题

被试给自己的箱庭作品确定一个主题，即给该作品起一个名字。

（7）拆除作品

对箱庭作品进行拍照存档后，请被试拆除作品。

- 半结构的访谈提纲：

问题一：能否分享一下你的成长中最让你难忘的一段经历。

问题二：能否描述一下你的家庭情况，比如家庭环境、成员特征、教养方式等。

问题三：能否谈一下你对目前自己的认识和评价。

第二节　研究的结果与讨论

一　实验组被试量表得分分析

将参与研究一的 471 名被试的 PI 总分按照由高到低排序，取前 15%，即 PI 总分在 24 分以上的被试，根据前述筛选标准最终确定 30 名被试。表 7－1 呈现了实验组被试在研究一测查时 Padua 量表以及自我和谐量表的得分情况。

表 7－1　　　　　　　　　研究二被试 PI 及 SCCS 得分表

被试	Padua 量表					自我和谐量表		
	总分	污染	思维失控感	行为失控感	检查	自我与经验不一致	自我灵活性	自我刻板性
均分	14.02	4.25	6.40	0.89	2.48	45.54	43.98	16.56
B1	50	20	11	13	6	59	46	26
B2	49	14	21	2	12	70	56	24
B3	49	23	17	1	8	68	51	24
B4	46	6	21	8	11	65	32	19
B5	40	15	17	3	5	63	41	20
B6	40	12	16	3	9	66	38	20
B7	39	12	15	0	12	59	43	23
B8	36	10	19	1	6	58	40	24
B9	36	12	11	8	5	58	54	27
B10	35	6	21	2	6	56	41	23

续表

被试	Padua 量表					自我和谐量表		
	总分	污染	思维失控感	行为失控感	检查	自我与经验不一致	自我灵活性	自我刻板性
均分	14.02	4.25	6.40	0.89	2.48	45.54	43.98	16.56
B11	35	9	18	2	6	68	57	21
B12	35	13	17	0	5	52	31	18
B13	34	6	19	2	7	56	31	26
B14	34	3	21	3	7	54	35	25
B15	33	6	18	2	7	53	34	26
B16	33	3	19	2	9	57	31	28
B17	32	9	13	1	9	48	42	24
B18	31	8	22	1	0	71	50	24
B19	30	8	16	5	1	58	48	24
B20	30	4	24	0	2	56	46	24
B21	29	2	19	3	5	58	35	26
G1	47	12	23	3	9	56	34	27
G2	46	11	24	2	9	53	29	24
G3	43	10	21	3	9	53	31	28
G4	43	12	23	2	6	51	31	29
G5	40	12	16	3	9	66	38	20
G6	38	10	18	2	8	50	29	23
G7	36	7	21	2	6	62	29	25
G8	33	3	22	2	6	56	27	28
G9	27	7	11	1	8	55	46	26

说明：B 代表男，G 代表女，后面的数字代表编号。

通过表 7 - 1 可以看出，30 名被试的 PI 总分都比较高，其平均 PI 总分（37.63）在 PI 总分总体平均数的两个标准差（14.02 ± 9.20）以上。在各子维度中，思维失控感尤其突出，其次是检查，这与大学生总体的强迫症状情况相同。自我与经验不一致得分也比较高，其平均分（58.50）在总体平均数的 1 个标准差（45.54 ± 9.46）以上。自我刻板性得分也比较高，其平均分（24.2）在总体平均数的两个标准差（16.56 ± 3.48）以上。由此可知，研究二被试的整体特点是以强迫性思维为主要突出症状，其自我矛盾性和刻板性都比较高。

二　实验组被试访谈资料分析

在初始箱庭制作及体验结束后，对实验组的 30 名被试进行 20 分钟左右的半结构访谈，其目的是了解被试的家庭环境、成长经历以及自我认识。为箱庭作品的特征分析提供详细的背景资料，同时使用质性研究的方法对研究一量化研究的结果进行验证。

研究者将每位被试 20 分钟访谈录音转录，对文本进行编码分析。本研究采用逐级编码的方法考察被试在其成长经历及家庭环境中对其影响最大的因素以及对自我的认识和评估状况。首先对全部的文本进行阅读，对有意义的单元进行标注，然后将相关的意义单元归纳成一级编码，每个一级编码只包括一层含义，保证编码之间不出现交叉与重合，尽量使用较为初级的概念，也就是与被访者原话比较接近的概念。通过不断阅读与分析，对开放编码中形成的概念和类别加以类聚，形成互不交叉的二级编码。整个过程中，研究者需要保持开放和弹性的研究态度，对文本保持敏感性，不断地在整体和部分之间进行比较分析。并通过与合作团队的讨论，对所提取的编码主题进行理解和诠释。

（一）被试关于成长经历中的关键事件

让被试回忆其成长过程中对自己影响很大、难以忘怀的一段经历，对事件发生的时间、地点、起因、过程和结果进行叙述。研究者并未对影响事件的性质进行限定，访谈过程中也不会对事件进行任何评价和议论。

研究者对 30 名被试的文本进行分析发现，除了 5 名被试表示成长中没有特别难以忘怀的事件以外，其他 25 名被试均报告了对其影响颇深的消极事件经历。通过对 25 名被试访谈文本的编码，在事件性质方面，获得 11 个一级编码，3 个二级编码；在发生时间上获得 3 个一级编码；在事件影响上获得 11 个一级编码，3 个二级编码。具体如表 7－2。

表 7－2　　　　**成长经历中关键事件及其影响编码表**　　　　单位：次

主题	二级编码	一级编码	范例	提及次数
事件性质	学业问题	考试焦虑	考试时候一听到别人写字声我就紧张。	4
		高考复读	我复读了 3 次，每次都觉得学校不好回来重考。	4
		成绩下滑	初一是快班，初二成绩下滑就给调到慢班去了。	1
	成长环境	家庭出身	家庭出身差别太大，没办法，你也无法改变。	2
	人际关系	恋人分手	刚谈了半年就分手了，我觉得心都死了。	1

主题	二级编码	一级编码	范例	提及次数
事件性质	人际关系	早恋被批	我们不过偷偷喜欢，其实没做什么坏事。	2
		同学矛盾	初三的时候被同学用海报羞辱。	2
		母子关系	她就知道批评我，从来没有听过一句表扬。	3
		父子关系	在他眼里，我就没有做对过事情，总是不满意。	3
		父母关系	他们经常背着我吵架，其实我都知道。	2
		成员关系	母亲一开始就和奶奶家关系不好，经常吵架。	1
发生时间		小学	妈妈很暴躁，小学时候就经常跟她吵架。	4
		初中	初三的时候同学因为嫉妒当众侮辱我。	11
		高中	高考复读了两次对我影响很大的。	10
事件影响	情绪	心境	我觉得自己变沉默了，不再那么快乐。	5
		情绪表露	久而久之就不跟他们（父母）说了，说也没用。	8
	人格	自尊感	成绩下滑被换班觉得自尊心受到很大冲击。	18
		依赖性	什么事情都得听父亲的，他的都是对的。	3
		内外向	早恋被批之后我更加沉默寡言，不敢讲话。	5
		谨慎性	家教很严格，起床吃饭都有很多严格的规矩。	8
		自我要求	自小成绩优秀，对自己要求很高，追求完美。	13
		责任感	我的家庭无法帮我，只能靠自己。	10
	人际关系	同学关系	我觉得她们不可靠，经常表里不一，不喜欢。	5
		亲子关系	妈妈只知道批评我，而爸爸却对我很冷淡。	10
		亲密关系	我觉得没有安全感，很多话要反复确定。	3

　　心理学将创伤定义为"被巨大且突发性的惊吓或恐怖经验所引起的心理伤害"或"对个体生命、身体以及情感的完整所产生的威胁"。25名被试所回忆的成长关键事件均为消极事件，被试均报告印象深刻且受其影响颇大，因此我们可以认为这些关键事件是被试的创伤性经历。可以看出，25名被试成长中影响较大的事件多发生在中学时期，也就是青春期前后。事件内容有13例涉及人际关系，其中以家庭关系最为突出（9例）。其次是学业问题，成绩下降、考试失利等学业受挫事件成为其挥之不去的阴影。大多数人报告在经历事件后自尊感降低，体验较多的消极情绪，逐渐形成谨小慎微、内向沉思的性格特点，对自我要求更为严格和苛刻，体验到较高的责任感。有10例报告不能跟家人形成较好的依恋关系，

缺乏人际安全感，进而影响其同学关系和亲密关系。

（二）被试的家庭环境及父母教养特征

让被试描述一下自己的家庭状况，可以从家庭环境、家庭成员的人格特征以及家庭教养方式等几个方面展开叙述。30 名被试均不同程度地介绍了自己的家庭状况，通过对全部被试访谈文本的编码，在家庭特点方面获得 17 个一级编码，5 个二级编码。在家庭影响方面获得 9 个一级编码，3 个二级编码。具体如表 7 - 3。

表 7 - 3　　　　　　　　　　家庭环境及其影响编码表

主题	二级编码	一级编码	范例	提及次数（次）
家庭特点	人格	母亲严厉	妈妈性格要强，自我中心，对别人很苛刻。	17
		母亲随和	妈妈一般都听爸爸的，但不像他那么厉害。	7
		父亲严厉	我们家爸爸就是权威，都得听他的。	15
		父亲随和	我老爸性格散漫，不喜欢被约束。	8
	教养类型	自由民主	爸妈什么事情都会和我商量，不强迫我。	6
		权威	家庭气氛很严肃，小孩就得听大人的，没条件。	12
		放任	他们都不管我，想怎么样都行。	8
		溺爱娇惯	连我吃什么穿什么都给我安排好了，习惯这样。	4
	家庭沟通	指责批评	妈妈从来没夸过我，总拿我跟别人比。	17
		抱怨不满	妈妈经常抱怨唠叨，也改变不了什么。	7
		回避沉默	一吵架我爸就闪了，不直接跟她（妈妈）吵。	10
		身体被打	从小因为破坏规矩经常被打，习惯了都。	7
	沟通内容	生活起居	他们对我的生活照顾得很好，也很关心。	27
		情感心理	我们很少谈心，也很少表达情感关心。	18
		学业进步	（妈妈）就知道跟我谈学习，别的怎么都行。	15
	家庭环境	家庭规矩	我们家规矩很多很严格，吃饭问安都要执行。	15
		经济状况	出身差别太大，我们亲戚都很厉害，我家不行。	5
家庭影响	人格	自我要求	我从小自我要求就很严格，追求完美。	28
		敏感性	我对别人的话语特别敏感，担心别人说我。	18
		自尊自信	老这么比较啊、批评啊，我觉得自己很差，真的。	20
	行事风格	成就动机	我将来一定要成功，必须成功，脱离他们。	25
		竞争意识	我不喜欢合作，我觉得自己完成会更好。	17
		学习态度	学习很重要，学生一定要学习好，这是前提。	25
		行为习惯	做事情非常谨慎认真，一点马虎都不行。	13
	心理状态	情绪表达	我很少跟别人表达情绪，都是自己憋着。	17
		心理压力	我觉得自己过得很辛苦，压力很大，但没办法。	25

　　访谈被试中，除了少数来自农村的被试表示其父母没太大的文化，也不怎么过问自己之外，大部分的被试报告父母中的一方或者双方都非常严格、苛刻、要求很高。大部分被试的家庭教养方式属于权威型，通常父亲是一家之主，少数报告母亲性格要强是家中的权威。除了个别寄养在亲戚家，大部分被试表示自己的生活被父母照顾得很好，但是只有少数报告能与父母进行更深层次的交流，其他的都表示父母很少过问自己的心理、情感等，谈论最多的话题是学习。很多被试表示，父母经常将自己与别人比较，多表达批评和指责，很少获得正面的肯定和反馈。有将近半数的被试表示自己家规很多、家教严格，严肃、古板的家庭氛围让他们觉得很有压力，但必须遵守。成长于这种家庭特点的被试逐渐认可并内化了父母的价值观，他们的自我要求通常都比较高，做事情认真、谨慎、追求完美，对成功更为迫切，并认为学习成绩是成功的一个很重要表现。不管外表多么优秀出色，在被试的内心深处却都觉得不够自信，他们需要更多的努力来给自己确定感和安全感，因为不善于表达内心感受和情绪，心理压力通常很大。

　　（三）被试的自我认识及评估

　　让被试谈一下对自己当前状况的认识和评价，让研究者很吃惊的是，通过自我介绍可以感觉出 30 名被试在其所从属的群体中都是比较优秀的，有 1/3 是班干部，另有 1/3 学习成绩位列中上等，而且大部分被试都是比较用功上进的。但是几乎所有被试都表达了对目前自己状态的不满意，其中大部分涉及学业方面的问题，其次是能力和人际关系。通过对访谈文本的编码，获得 10 个一级编码，3 个二级编码。具体如表 7 - 4。

表 7 - 4　　　　　　　　　　　自我评估编码表

二级编码	一级编码	范例	提及次数（次）
学业表现	学习成绩	高中的时候很优秀的，现在成绩明显不如过去。	20
	学业兴趣	我对目前的专业不感兴趣但是调剂又很难。	5
	学习态度	每天很想学习但是又懒得去自习室，讨厌自己。	15
	学习过程	上课总不能专心，有很多担心的事情干扰自己。	25
人格	性格	觉得自己太内向了，不怎么交流，这样不好。	15
	自信心	做事情看上去很自信，其实骨子里很自卑。	20
	自我管理	每天计划好的事情总不能按时完成。	17
能力	人际关系	总是独来独往觉得很孤单，又不愿意敞开心扉。	16

二级编码	一级编码	范例	提及次数
能力	社交能力	我一说话就脸红紧张，之后又懊悔自己这样。	10
	时间管理	我每天都在作计划，还是觉得时间不够用。	10
	行事风格	做事情总是犹豫不决，难以决定。	17

总体来看，被试对自我是不满意的，特别是学业表现方面。上大学后，宽松自由丰富多彩的大学生活让他们一时之间难以平衡，很多人既渴望全面发展又担心因此影响学习，这种矛盾感来得比其他学生更为强烈些。尽管不少被试的学业表现在普通人看来已经很好，但是被试本人却表现出极大的不满意。大部分被试有很强的时间观念，但是他们依然对自己控制时间的能力表示不满，希望自己能够更自律一些。人格层面不够果断和自信也是他们很不满意自己的地方，多数被试表示很讨厌自己一点小事也要思考半天的习惯，而这些正是很多强迫症状在生活中的具体表现。

三　实验组、对照组被试箱庭作品特征分析

对初始箱庭作品的分析，在参照前人有关箱庭特征研究使用的分析维度的基础上，结合张日昇（2006）关于"大学生箱庭作品特征"的研究结果，将本研究的分析维度界定如下：

- 玩具使用的数量和类型

子维度包括：有生命物和无生命物；人物类；动物类；植物类；交通工具类；建筑物类；家居类；食物类；石头类；贝壳类；宗教类；自然类；连接物和障碍物。

- 箱庭作品的场面和主题

场景子维度包括：对抗 VS 和谐；静态 VS 动态；内界 VS 外界；多场景 VS 单场景；E 模式（贫乏世界模式）和 CRD 模式（歪曲的世界：包括封闭、僵硬和无组织的世界）。

主题子维度包括：家庭；集会；自然景观；自我探索；故地重游；愿望达成；旅程；对立融合；人际关系；变化；灵性；新生；死亡；神话。

- 沙的使用的频次及方式

动沙方式子维度包括：不碰沙；用工具动沙；用手动沙但无形状；用手随意弄出形状；仔细用手塑型。

沙的塑形子维度包括：沙画；挖沙做水；堆沙做山；其他。

- 　自我像的表现及方式

子维度包括：无自我像；替代性自我像；真实自我像。

- 　箱庭制作的时间
- 　箱庭作品的体验

（一）玩具使用的数量和类型

按照玩具使用类型子维度统计实验组、控制组被试在每个子维度上的使用数目，分别进行独立组的 T 检验，结果显示：两组在玩具总数、有生命玩具、无生命玩具、人物类、宗教类、动物类、交通工具类、建筑类及连接物的使用数目上存在显著差异。在宗教类玩具使用数目上，实验组显著高于控制组。其他类型的玩具使用数目上，实验组均显著低于控制组。

表 7－5　　　　　　　　不同类型玩具使用数目的独立组 T 检验

项目	控制组（M±SD）	实验组（M±SD）	T 检验
玩具总数	37.10±15.16	10.67±7.54	8.55***
有生命玩具数	21.37±10.13	6.30±5.06	7.29***
无生命玩具数	15.73±10.68	3.43±3.23	6.04***
人物数	6.47±4.80	2.57±2.39	3.99***
宗教玩具数	0.10±0.31	0.63±1.35	−2.11*
动物数	8.63±5.76	1.63±2.03	6.28***
交通工具数	2.47±2.62	0.60±1.04	3.63***
建筑物数	3.47±2.35	1.27±1.93	3.97***
连接物数	0.73±0.83	0.27±0.45	2.71**

（二）箱庭作品的场景和主题

从作品场景来看，实验组和控制组在静态 VS 动态、内界 VS 外界、E 模式和 CRD 模式上存在显著差异。具体来说：实验组的箱庭作品多呈现出静态特点，以呈现内心世界为主，一部分被试使用的玩具和占据的空间都比较少，属于"贫乏世界模式"，而另一部分被试尽管使用玩具较多，但玩具大多分散、无联系、混乱地摆放在沙箱之中，呈现出无组织的状态。相对而言，控制组的箱庭作品多呈现出动态特点，以描绘外部生活环境为主，玩具使用种类丰富，彼此之间有关联和意义，整个作品呈现出生机和活力。图 7 - 1 为控制组某个被试的作品，命名为"美好的生活"；图 7 - 2 为实验组某个被试的作品，命名为"生活"。

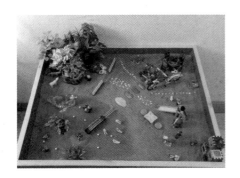
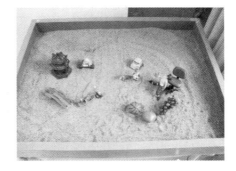

图 7 - 1　美好的生活　　　　　　图 7 - 2　生活

　　从箱庭主题来看，控制组被试多表达的是集会和家庭的主题，以描述现实生活场景和对未来生活的期盼为主。而实验组被试多表达自我探索的主题，通过制作箱庭进行内省来剖析和认识自我。少数被试只是将自己喜欢的玩具罗列在沙箱之中，无法进行箱庭命名，作品也没有呈现出明显的主题。图 7 - 3 为控制组某个被试的作品，题目是"理想家园"；图 7 - 4 为实验组某个被试的作品，题目为"目标"。

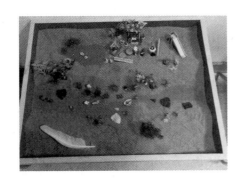
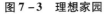
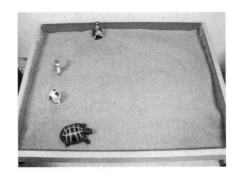

图 7 - 3　理想家园　　　　　　图 7 - 4　目标

表 7 - 6　　　　　　箱庭作品的场景和主题的独立组 χ^2 检验

	项目	控制组（频次）	实验组（频次）	χ^2 检验
作品场景	对抗 VS 和谐	3VS27	3VS27	
	静态 VS 动态	13VS17	22VS8	5.55*
	内界 VS 外界	1VS29	19VS11	24.3**

续表

	项目	控制组（频次）	实验组（频次）	χ^2 检验
作品场景	多场景 VS 单场景	2VS28	7VS23	3.27
	E 模式	0	11	13.47**
	CRD 模式	0	8	9.23**
箱庭主题	集会	14	2	12.27**
	自然景观	3	4	0.16
	家庭	13	1	13.42**
	自我探索	0	18	25.71**
	无题	0	5	5.45*

（三）沙的使用频次及方式

结果发现：控制组中绝大多数被试都会对沙子进行仔细地塑形，只有1名被试不动沙，1名被试轻微动沙。实验组被试中约有半数选择不动沙，8名被试随意动沙，9名被试仔细塑形。对上述维度进行卡方检验，均达到显著差异。在沙子的表现方式上，研究发现：控制组中大部分被试会选择挖沙做水或堆沙做山，并且交叉选择的被试比较多。而实验组中动沙的被试通常只使用一种表现方式，比较多的是挖沙做水，也有个被试选择挖沙做路。其中"挖沙做水"和"堆沙做山"两个维度的卡方检验有显著性差异。图7-5为控制组某个被试的作品，题目是"梦中的烟雨江南"；图7-6为实验组某个被试的作品，题目为"海边"。

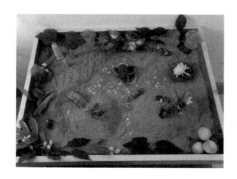 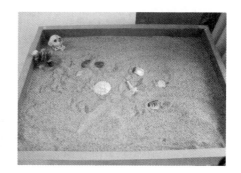

图7-5　梦中的烟雨江南　　　　　　　　图7-6　海边

表 7 - 7 沙的使用方式及表现方式的独立组 χ^2 检验

沙的使用	项目	控制组（频次）	实验组（频次）	χ^2 检验
使用方式	不碰沙	1	13	13.42 **
	用工具动沙	0	0	
	用手动沙但无形状	1	0	1.02
	用手随意弄出形状	0	8	9.23 **
	仔细用手塑型	28	9	25.45 **
表现方式	沙画	5	3	0.58
	挖沙做水	24	9	15.15 **
	堆沙做山	10	3	4.81 *
	其他（挖沙做路）	0	2	2.07

（四）自我像的表现及方式

在自我像的使用数目上，实验组和控制组并没有表现出显著差异。但是研究者发现，二者在表达方式上有所不同。实验组被试通常在一次作品中会使用多个玩具作为自我像，表达人格的多个层面以及不同的自我状态，选择玩具的类型基本上都是人物。而控制组被试通常会在一次作品中使用一个玩具作为自我像，玩具类型不定，有人物、动物、其他等多种方式。图 7 - 7 为控制组某个被试的作品，右边绿色车里的小人代表自己，正在回家的路上。图 7 - 8 为实验组某个被试的作品，其中，树下的小孩、唱歌的大雄、看书的小孩还有躺着的小孩都是自我像的表现，代表了生活中不同状态的自己。

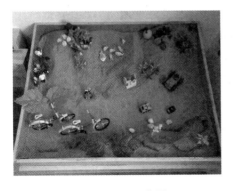

图 7 - 7 美丽家园

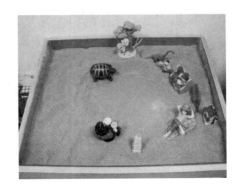

图 7 - 8 我的未来

表 7 – 8   自我像的使用数目的独立组 χ^2 检验

项目	控制组（频次）	实验组（频次）	χ^2 检验
自我像	14	17	0.60

（五）箱庭制作的时间

在箱庭制作时间上，二者表现出显著的差异性，实验组被试制作箱庭作品的时间显著低于控制组被试。

表 7 – 9   箱庭制作时间的独立组 χ^2 检验

项目	控制组（M ± SD）	实验组（M ± SD）	T 检验
制作时间	26.43 ± 12.55	5.60 ± 3.93	8.68***

（六）箱庭作品的体验

每个被试制作完箱庭作品后，会请他用 3 分钟的时间来体会、感悟自己的箱庭作品。之后，治疗者与被试就箱庭作品进行对话，倾听被试的箱庭故事。从中了解有关作品主题、内容和被试心情的信息，全部的时间为 50 分钟，实验组控制组均采用相同的设置。在征得被试同意的前提下，我们对谈话的部分进行录音，进而转录成文本，作为进一步分析的资料。

通过对谈话文本的分析，结合治疗者即时的咨询反思记录，我们发现，实验组被试在进行箱庭作品体验时具有以下特点：①被试进行作品介绍时用词简单，较多使用如"这是……"、"这个代表……"等陈述句，很少使用形容词，也较少有情感方面的表达。②大部分的被试在被问及"抚摸沙子的感受"时表示没有特别的感觉。有一些会使用一些消极的词汇，比如"凉"、"沙漠"、"荒芜"、"不干净"等。少数被试拒绝直接用手触碰沙子，而是借助于一些工具，如铲子、刷子等。③被试谈论箱庭作品的时间比较短，更愿意讲述自己在现实生活中的状况，特别是强迫症状给自己生活带来的影响。④对箱庭制作和作品没有表现出明显的情感卷入，很多被试认为这是必须完成的一个任务，没有特别感受到制作过程及作品本身带给他们的触动和反思。

但是，我们对控制组的谈话资料进行整理后发现，控制组被试在进行箱庭制作后的体验有很大的不同：①被试非常愿意跟治疗者分享自己的作品，描绘时会使用很多形容词，并且会把自己过去和现实的生活状况及感受融入对作品的介绍之中，表现的是一种追忆或期待。②大部分的被试都会自然地触碰沙子，并根据自己的需要进行制作和表现。被问及"触摸沙子的感受"时，他们通常会使用如"舒服"、"惬意"、"温暖"、"流动"等积极的词汇。③被试的谈话基本围绕作品展开，即便是谈论现实生活也会看着作品，治疗者能明显地感受到被试的"作品"和"现实"之间是交相呼应的，而不是割裂的。④被试在制作过程以及作品体验时都会有明显的情感卷入，有一种"创造"的快乐和价值感，觉得很满足、爱不释手，拆除作品时会有"不舍"、"留恋"，很多被试用手机拍下作品作为珍藏或者要求跟作品合影。大多数被试表达，进行箱庭体验是一次难得的经历，箱庭带给他们的思考和启发收益很深。

四　讨论

（一）亚临床强迫症的环境因素

本研究中使用的被试样本是研究一中 PI 总分前 15% 的高分组被试，也就是说是参与调查的大学生群体中罹患强迫症可能性较高的易感人群，30 名被试都不同程度地表现出了强迫症状，并坦言自己的学习生活也受到了不同程度的影响，是亚临床强迫症比较典型的代表。

对实验组被试进行家庭环境及成长经历方面的访谈分析后发现，在亚临床强迫症患者的家庭中，权威型的教养类型比较普遍，家庭规矩较多而且严格，家庭氛围比较严肃、单板、沉重。这与弗罗斯特（1991）等人的研究结果相似，他们使用非临床样本发现强迫症与苛刻、追求完美的家庭环境有关。大多数被试表示，目前很多生活习惯都是原生家庭日久强化而习得的，尽管自己也觉得烦琐却很难改变。他们常常不满意自己的家庭环境及父母的行为方式，但却在无形之中习得得根深蒂固，自己也无能为力。

父母双方或单方的性格比较严厉、苛刻，在家庭沟通中多是指责和批评，很少表达爱和接纳，而其他家庭成员则选择沉默、回避。正如饭渊（Ehiobuche，1988）在研究中发现的那样，有强迫症状的大学生报告他们的父母多是拒绝或者过度保护，缺乏情感温暖。不少被试表达，自己在成长中的心理压力很大，因为无论怎么做都无法达到父母的预期。他们很少得到来自父母的正面、肯定的评价，更多的是负面、批评和指责。父母更多关心地是孩子的生活起居，较少关心孩子的心理感受，很多被试表示从很小就习惯了自己的心事自己来解决。因为很少感受到父母的情感关爱，也没有在成长中学会如何更好地表达自己的内心世界及情感感受，很多被试的情感反应是淡漠的，这点在箱庭中反映更突出。因而，与家庭成员之间的关系问题也成为被试成长中的关键事件，给被试带来深刻地影响甚至是创伤的体验。

学业问题在这类被试群体得到更高的关注，尽管很多被试抱怨父母只知道关心自己的学习，但他们自身也都无一例外地认为学习是生活中最重要的事情，学业成就是他们全部自尊、自信以及价值感的来源。在被试报告的创伤体验中，约有1/3被试涉及了学业问题。

在被试报告中，影响较大的事件多发生在中学时期，也就是青春期前后，这些带有创伤体验的事件可能是其强迫症状发生的诱因。卡尔诺等人（1991）的研究发现，青春期前后是起病较多的时期。

（二）亚临床强迫症的个体因素

在这样家庭环境中成长起来的被试，通常自我要求都很高，他们已经内化了父母的标准并成为一种无形的尺度衡量自己生活中的一切。尽管他们学业优秀，在别人看来自信满满，但是内心深处却有着强烈的不安和自卑，总是担心自己犯错，因此也更为敏感和谨慎。他们的成就动机和竞争意识都很高，在他们眼中学习是现阶段最重要的战场，是他们体验自我价值的主要来源。很多被试表示他们觉得自己生活得很辛苦，因为心理压力很大而且难以舒解。

整体来说，实验组被试对自我评价都不是很高，不管客观事实如何，他们对目前的自己都是不满意的。这种不满意是全方位的，既包括学业成绩和学院表现，也包括自己的人格特点及各方面的能力。就像在研究一中发现的那样，他们的自我与经验的不一致性非常高，言谈之中流露出的自我矛盾感以及消极的自我评价非常明显。他们自己也承认，目前的性格特点以及心理状况跟家庭环境和成长经历密切相关，可是这种消极的自我体验以及不确定感造成了很多强迫症状的产生，成为困扰他们生活、学习的主要问题。

让研究者感到不解的是，尽管被强迫症状困扰、心理压力很大，但是很多被试并没有主动求助的意愿，而且在筛选被试过程中有相当一部分高分被试直接拒绝了面谈的请求。最终参与到研究中的30名被试也都没有过心理咨询的经验，他们只是对这个研究比较感兴趣，愿意参与一下，当被询问是否愿意进一步接受长期治疗时，大部分都表示自己还好，不需要。霍兰德（Hollander，1998）曾经指出，强迫症个体从首次起病到寻求专业帮助的间隔时间平均为 10 年。研究者在访谈中发现很多被试并不知道自己的症状具有强迫性倾向，并且认为这是一种精神病，自己只不过是过于谨慎而已。多疑、安全感低、防御性高的性格特点也是导致很多被试不愿意轻易寻求帮助的原因。而这些都可能成为进一步心理治疗的阻碍因素。

（三）亚临床强迫症的箱庭作品特征

1. 箱庭玩具使用数量和种类较少，多呈现出贫乏或无组织的箱庭场景

玩具是来访者意识和无意识心象的表现和象征语言（张日昇，2006）。数量的多寡在某种程度上能反映出来访者内心的丰富程度，在一次箱庭作品中使用过多或过少的玩具可能反映出来访者不同的心理问题。本研究发现，相对于控制组，实验组被试在制作箱庭时使用的玩具数量总数比较少，除了宗教类的玩具高于控制组外，其他类型的玩具数量都显著低于控制组，作品场景多给人贫瘠、空洞的感觉，是 E 模式的表现。有几个作品尽管使用了较多的玩具，但是彼此之间并没有过多的联系，而是无组织地散放在沙箱之中，这是 CRD 模式的表现。不同类型的玩具其象征意义也有所不同，相对于控制组，实验组被试在作品中更愿意使用一些抽象的、具有精神含义的玩具，表达一种信仰或者精神的追求。实验组中有 7 名被试使用了"桥"，除了 1 名被试将桥架在河流之上，其他 6 名被试都将桥放在沙子上，并表示为了点缀之用，而不是连接（如图 7 - 2）。控制组中有 13 名被试使用了桥，他们全部都是将其架在河流之上（如图 7 - 1）。

如前所述，实验组中很多被试表达了自己生活中心理压力太大，对其人际关系状况不是特别满意，所以很多心理问题不能得到有效的解决和疏导。在箱庭中使用宗教类玩具可以理解为来访者渴望获得帮助愿望的投射。桥象征着沟通和连接，不仅是独立个体之间的联系，也是自我多种人格特征之间的联系。实验组被试对桥的使用表达出他们内心渴望交流和沟通的愿望，但是却不能像控制组被试那样恰到好处地使用和表达，这恰好反映出他们在现实人际交往中的问题。贫瘠、空洞的箱庭作品表明实验组被试的内心力量相对较弱，他们所能关注到的东西和心理容器都非常有限，正如他们在现实生活中总是过度强调自己的症状，而忽视了其他更有意义的事情。控制组的箱庭作品大都呈现出色彩丰富、内容充实、作品流畅，从作品中可以感受到生命力的跳动。反观实验组的箱庭作品色彩单

调、内容贫乏、其作品常常是静止的、僵硬的、重复的，作品没有呈现出青春生命所特有的活力，而是能量的停滞和阻断。

2. 箱庭作品多呈现"自我探索"的主题，强调对自我内心世界的反思

箱庭作品的主题是对作品所表现出的象征性意义的总括，反映来访者内在心路历程的变化（申荷永，2004）。从本研究的数据来看，控制组被试在初始箱庭作品中多呈现的是"集会"和"家庭"的主题，以表现日常社会生活为主，强调对理想生活的建设和期望。这与张日昇（2006）等人关于"大学生箱庭基本特征研究"的结果比较一致，后者发现，大学生箱庭作品主题主要也是家园、社会方面的内容，特别是自己对家园建设方面所应承担的责任感、对家庭现状的担忧、对父母家人的牵挂、对社会不公的思考、对社会和谐的期望等。这与大学生当下的心理发展任务是一致的，是心理成长、成熟的表现。

与控制组相比，实验组被试的初始箱庭作品多呈现的是"自我探索"的主题，强调对自我的反思、剖析。初始箱庭作品在箱庭治疗中具有十分重要的意义，既能呈现来访者当前的问题状态，又呈现出来访者治愈的可能性（Ryce，1992）。上述访谈结果表明，实验组被试对自我的评价总体来说是不满意的，自我与经验的不一致性也是他们比较突出的问题，所以"自我探索"是被试在初始箱庭中关注和渴望解决的问题。正如巴尔（2007）等人的研究所支持的那样，自我矛盾是强迫症个体的核心特征。而阿德玛也指出，个体的自我评价或自我表征是非常重要的因素，一旦产生认知偏见，会造成个体对心理状态的错误解释，从而增加强迫症状出现的可能性。因此自我问题既是实验组被试当前最主要的心理问题，同时也是其治愈最重要的线索。将"自我"作为治疗的核心要素而不是强迫症状本身是本研究对于强迫症的箱庭治疗的一个重要提示。

3. 在箱庭作品中很少触碰和使用沙子进行建构

沙子作为箱庭疗法的重要组成部分，对治疗的进行有着非常重要的意义。沙子是母性的象征，有净化和治愈心灵的作用（张日昇，2006）。茹思·安曼（2006）认为，沙子和心灵有很多的共同之处，它们都经历着流动、寻找形态、找到一个新的形态、然后又开始再次流动的过程。在本书中，控制组中绝大多数被试都能自然地使用沙子进行建构，对触碰沙子有着相对积极的情感体验，在箱庭中制作水和山，表示他们愿意挖掘自身

的潜能，相对来说对自我有比较清晰的认识，有较明确的目标。

　　与此相反，实验组中能够对仔细用沙塑形的被试仅有9名，有8名被试随意拨动沙子成任意形状，没有明确的建构，将近半数的被试不愿意触碰沙子。包括用沙的被试在内，大多数被试对触碰沙子有着相对消极的情感体验。结合沙子所具有的象征意义以及实验组被试的成长经历，我们可以认为，对沙子的消极体验是被试对消极亲子关系的象征性表达。Guidano理论认为强迫症个体矛盾的自我表征源自矛盾的依恋模式，主要由于童年时期父母或其他重要他人对个体双重态度造成的：一方面是爱与接纳，另一方面是批评和拒绝（Guidano，1987），从而导致个体对自我持有双重或矛盾情感。实验组被试不屑于对沙子进行有意义的建构，在他们看来这种行为没有太多的价值，不如摆放有象征意义的玩具来得直接。而且他们很难挖掘出内心对沙子的情感反应，就像现实生活中他们逐渐剥离并淡忘的情感表达，在他们眼中，这些远不如思考更为深刻。

　　不能对沙子进行积极的建构，对沙子缺乏创造性的表达，漠视甚至忽视沙子在制作箱庭中的作用，正是实验组被试的心理问题在箱庭治疗中的具体表现。强迫症个体的心理能量被固着在症状之上，所以表现出刻板、僵硬、强迫的行为模式。他们在箱庭制作中的表现也是如此，单调、贫乏、缺少流动的箱庭作品是他们内心能量被阻滞的象征性表达。

　　4. 箱庭制作时间非常短，箱庭制作和体验的过程不够投入

　　箱庭制作时间在一定程度上反映了来访者对内心世界的投入程度（张日昇，2006）。一般来说，成人每次箱庭制作的平均时间是20分钟，儿童要长一些，常常能够做满50分钟。考虑到咨询的时间设置问题，每次咨询之前会告知来访者一次心理咨询的时间，其中包括了箱庭制作以及谈话。在箱庭治疗中，对于时间的控制和把握也能反应来访者的成长和变化。本研究中，控制组的平均制作时间是26.43分钟，而实验组的平均制作时间是5.60分钟，显著低于控制组。

　　对于实验组被试来说，他们很难忘我地沉浸在一件事情中，生活中如此，做箱庭亦是如此。很多被试报告生活中最为困扰的事情就是难以集中精力地学习，他们经常被反复的、闯入式的想法打断当下正在进行的事情，总是情不自禁地担忧将来的事情，或者对发生过的某些事情追根溯源。不少被试在箱庭体验分享时坦诚地表达，即便是在制作箱庭的过程中，他们也很难完全投入，心里更多想到的是赶紧结束制作。迅速地完成

作品说明来访者对自我的驾驭能力是有限的，没有清晰的自我认识和明确的目标，也缺乏深入探索的勇气。

小结

（一）亚临床强迫症个体的家庭教养多为权威型，亲子之间的沟通多为负面的比较、批评和指责，学业问题是家庭关注的主要问题，创伤性体验多发生在青春期前后。

（二）亚临床强迫症个体自我要求很高，自我评价普遍较低，症状持续时间较长但求助动机很小。

（三）亚临床强迫症个体的箱庭作品呈现如下特征：

1. 箱庭玩具使用数量和种类较少，多呈现出贫乏或无组织的箱庭场景。

2. 箱庭作品多呈现"自我探索"的主题，强调对自我内心世界的反思。

3. 在箱庭作品中很少触碰和使用沙子进行建构。

4. 箱庭制作时间非常短，箱庭制作和体验的过程不够投入。

第八章

箱庭疗法对亚临床强迫症治疗的
过程及有效性研究

第一节 预实验：临床实践中的尝试

一 研究目的

强迫症是一种病因复杂、表现形式多样的心理障碍，是以反复出现强迫思维和强迫行为为主的神经症。临床上经常将强迫症分为强迫行为和强迫思维两大类。根据症状自评量表对大学生心理健康状况的调查中发现，强迫倾向是当代青年心理问题中最突出的问题。本研究采用箱庭疗法对一名强迫思维女大学生进行心理治疗，考察箱庭疗法的治疗效果和过程特征，为强迫症的心理治疗探索新的思路和方法。

二 心理评估与确立治疗方案

（一）心理评估

治疗者在某大学心理咨询中心受理到来访者（小 D），通过第一次咨询及以后的治疗，获得相关背景信息和主诉问题。

背景信息：小 D 是一名大二女生，父母均为教师，家境一般，有大她 6 岁的哥哥。6 岁前因身份所限不能直呼父母，由亲戚、保姆等带大。母亲性格急躁，对小 D 要求严格，经常与别人比较，多指责、埋怨，很少鼓励和安慰。父亲性格内向喜欢独处，较少关注小 D。哥哥自小问题行为严重，高中退学，现在外地打工。自述与父母和哥哥关系一般。高三的时候曾经对写字声音恐怖，高考后自行缓解。咨询前 4 个月因为失恋而出现强迫症状。

主诉问题：经常不能控制地想某事情，刨根问底不能停止，因此而焦虑不安。一方面想让自己停下来不去想，另一方面又无法控制，为此特别痛苦，影响了正常的学习和生活。

心理评估：强迫思维是指持续反复的念头、影像或闯入意识的冲动。与正常情况下的持续想法相比，强迫思维总是痛苦的不受欢迎的，强迫闯入意识的；源于个体内部而不是外界情境；很难被个体控制，其特征是思维的穷思竭虑以及强迫与反强迫并存，并且个体有自知能力。结合 DSM-IV 对强迫症的诊断标准，我们确定小 D 患有强迫思维。

确立治疗方案与治疗目标。

心理动力学理论认为，有特定无意识冲突的个体更容易患强迫症，强迫思维是为了防御更加无法让人接受的想法，强迫思维能够维持是因为能成功地抵抗焦虑。只有让个体意识到无意识的冲突，才能消除强迫思维。霍妮指出，因为基本焦虑而引发的自我疏离是神经症发展最初也是一贯的神经症驱力。基本冲突得不到解决必然产生基本焦虑，从而导致自我疏离，使得行为和情感具有强迫性。不安全感与神经症的关系密切，可能是神经症患者的一个本质症状。强迫症患者的不安全感体现在生存、人际交往、爱与被爱、自我成就四个方面，应从中选择其一作为患者努力减轻和消除症状、重塑安全感的手段。

根据小 D 主诉的问题及其产生的深层原因，我们决定采用箱庭疗法作为主要的治疗方法，辅以来访者中心的治疗。箱庭疗法给来访者提供自由与受保护的空间，致力建立"母子一体性"的治疗关系，帮助其建立安全感，体验无条件的积极关注；沙子和玩具可以帮助来访者更好地探索和表达自己，在制作的过程中获得控制感和价值感；箱庭疗法作为沟通意识与无意识的媒介为来访者提供与无意识对话的机会，对解决其深层心理问题提供了可能性。

治疗短期目标是缓解小 D 的强迫思维和焦虑情绪。长期目标是帮助来访者建立牢固和客观的自我概念，促进来访者的人格发展。

（二）治疗工具及程序

1. 箱庭疗法工具

沙箱：2 个，规格为 $57 \times 72 \times 7$（厘米，内尺寸）。箱子内壁涂成蓝色，内装半箱净沙。

玩具模型：共有人物、动物、植物、建筑物、家具与生活用品、交通运输工具、食品与果实、石头贝壳等类别玩具若干。

数码相机：对来访者的箱庭作品拍照。

箱庭疗法记录表：记录箱庭作品特征（作品主题、玩具使用、空间配置、自我像、沙的使用）及箱庭过程（与治疗者的互动、制作过程）。

2. 治疗者与督导

治疗者为某大学心理临床方向博士生，有5年学校心理咨询与治疗的经验，受过专业培训。整个治疗过程由博士生导师进行连续督导。

3. 治疗程序

每周一次，每次50分钟。具体程序如表8－1。

表8－1　　　　　　　　　　箱庭疗法程序

个体箱庭	内容和指导语
感受沙子	"请把手放在沙子上，闭上眼睛，去感觉沙子的质地、温度、触感带给你的感觉。"
制作作品	"请用这些玩具在沙箱里做个什么，想做什么都可以。" ＊制作中，治疗者不给予任何指导，由来访者自由创作。箱庭制作中，治疗者陪伴在一旁，并对过程做简单记录。
体验作品	"这是你自己的世界，用心理解自己的这个世界，体验这个世界给你的感受。"
对话交流	治疗者与来访者就箱庭作品进行对话，从中了解有关作品主题、内容和来访者心理状态的信息。如"请说说你作品中的故事吧"、"给你的作品起个名字吧"
拆除作品	对箱庭作品进行拍照存档后，请来访者拆除作品。
撰写报告	每次治疗结束后，由来访者撰写自陈报告，作为对本次治疗的反馈。

（三）治疗效果评估

一方面，在治疗的中期和后期，通过来访者自陈问题症状和主观感受进行评估。另一方面，通过来访者系列箱庭作品的分析进行评估。

三　治疗过程及效果

（一）治疗过程

从某年4月3日至当年7月17日，历时4个月，共12次箱庭治疗。具体过程如表8－2。

表8－2　　　　　　　　　　治疗过程

治疗单元	过程和内容	治疗方法
第1次	会谈，了解小D的家庭背景和成长经历。	谈话
第2—13次	个体箱庭	箱庭制作和谈话
第14次	会谈，了解小D治疗后的现状，结束治疗。	谈话

　　小 D 的 12 次箱庭治疗呈现出明显的阶段性，在参考前人有关箱庭治疗阶段划分的基础上，将治疗过程划分为：问题呈现、斗争对抗、转化成长、治愈整合四个阶段。下面从作品内容、玩具类别、自我像、沙子使用、谈话内容等方面依次呈现各个阶段的治疗过程。

　　1. 问题呈现阶段（第 1—2 次，图 8-1、8-2）

　　初始箱庭就像心理分析中初始的梦，具有十分重要的意义。既呈现了来访者当前的问题状态，又呈现了来访者治愈的可能性。小 D 在作品 1 使用了大量的宗教类玩具来呈现内心渴望的世界：圣母像象征着慈爱、关怀和包容，是母性原型的象征。天使给人智慧的启示，是一种对自己实际能力的任务情境中获得帮助愿望的投射。"门槛"象征意义对于即将开始旅程的准备，意味着面对、超越并开始走向成长。

　　如果说作品 1 呈现了小 D 内在治愈的可能性，那么作品 2 则呈现了当前的问题状态：栅栏、陡峭的桥、河流等表达了自己在通往理想道路上遇到的阻碍，身前身后的怪兽来表明所遭遇的威胁，处于防卫状态的小人形象地表现出了自己所面临的问题：阻碍与威胁。

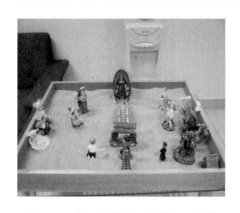
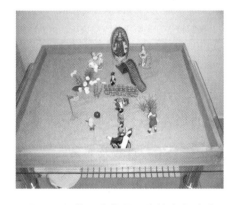

图 8-1　第 1 次作品：我的心灵世界　　　**图 8-2　第 2 次作品：我的魔鬼地域**

　　2. 斗争对抗阶段（第 3-5 次，图 8-3、8-4）

　　这一阶段作品的内容主要体现在小 D 与心中大量强迫性思维间的冲突和对抗。作品 3 使用恐龙、蛇等动物象征纠缠自己的强迫思维，表现了其恐惧、焦虑和无助的情绪。第 5 次作品充斥着大量的"恶势力"与"好势力"的对抗，意味着阴影的一面将要被整合。自我像处在旋涡之中，进入和离开旋涡的活动象征着死亡和重生，交通工具的出现预示着心理的积极变化。

　　在第 4 次治疗中，小 D 主动与治疗者谈起父母，并表达了对其教养方式的不满。这既表现了对治疗者的信任，是治疗关系确立的标志，也暗示了对自我探索的深入。

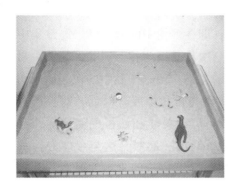

图 8-3　第 3 次作品：摇摆中的自我

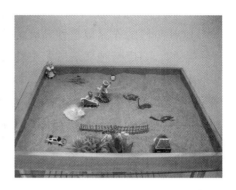

图 8-4　第 5 次作品：迷茫的旋涡

　　3. 转化成长阶段（第 6-9 次，图 8-5、8-6）

　　从第 6 次作品开始，代表可怕想法的恐龙等玩具没有再出现在箱庭中，可能暗示了来访者对过去创伤的处理告一段落。开始积极处理现实中的人际关系问题，父母、男友、同学和朋友成为箱庭作品的主题。当描述日常生活的场景出现在来访者的箱庭作品中时，标志来访者重新回到日常意识状态，有能力将获得的心理成长整合到现实生活中。

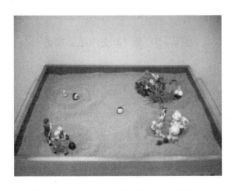

图 8-5　第 8 次作品：分割区域

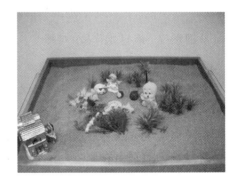

图 8-6　第 9 次作品：美好的笑脸

　　本阶段两次较大幅度地动沙，挖出类似湖的水域，并在水中放置象征自我的玩具，这是自我深入的表现。第 9 次作品小 D 惊喜地发现一些新的玩具，实际上这些玩具一直存在于玩具架上。当来访者的问题得到解决，就会注意到平时自己不注意或注意不到的事情。在制作结束后与治疗者的谈话中，小 D 表示第 7 次箱庭治疗后，感受到了一种内在的生活信心与力量，之前焦虑和恐怖的情绪大大缓解了，生活和学习的状况也得到了改善。

4. 治愈整合阶段（第 10—12 次，图 8 - 7、8 - 8）

这一阶段的作品以自性箱庭为主题，即在沙箱中间制作的、能量集中于一点的、高度精神实现的箱庭作品。三次作品极为相似，除了延续大量绿色植物的使用外，还加入了色彩斑斓的花卉。箱庭作品中的花表达来访者对奖赏、鼓励的渴望。作品 10 小 D 主动与自我像展开对话，对自己进行了更深层次的探索，了解到内心深处渴望被关注和认可的需要。作品 11 表达了对独处的需要，以及对过去经历的再次面对，这是个体心灵成长的表现。作品 12 用水晶球和花束作为对自己成长的肯定和鼓励，并将花朵的朝向由外转向内，表现对自我的接纳和认可。

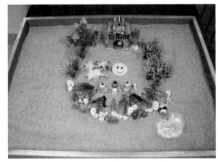
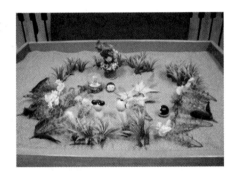

图 8 - 7　第 11 次作品：蜷缩　　　　　图 8 - 8　第 12 次作品：美好

（二）治疗效果

箱庭治疗的效果一方面反映在来访者箱庭制作的过程和箱庭作品中，另一方面也反映在来访者的现实生活中。通过上述关于治疗过程的描述，我们可以看到来访者发展变化的脉络。下面，我们主要通过对箱庭作品主题的分析，来访者在箱庭中的自我成长以及现实生活的适应状况来考察箱庭治疗效果。

1. 箱庭作品的主题与分析

箱庭作品的主题是对作品所表现的象征性意义的总括，反映来访者内在心路历程的变化。雷·米歇尔（Rie Mitchell）曾归纳了箱庭的受伤主题和治愈主题。前者指来访者在箱庭作品中呈现具有实际的创伤体验或经历的主题，后者则反映来访者内在的积极的变化。纵观 12 次箱庭作品，在前两个治疗阶段，箱庭作品表现出较多的受伤主题。如作品2在象征自我的玩具前后各放了一个大型的怪物，是"威胁"的表现；横在中央的栅栏、陡峭倾斜的桥梁和湍急的河流暗示了过桥的凶险，是"受阻"的表现。作品3，自我像的周围放了很多恐怖的动物，再次突出了"威胁"主题，增加了"忽视"的主题，位于中间的小女孩孤立无援，正是内心感受的真实写照。作品5表达了"分裂"、"受阻"、"限制"、"对抗"、"矛盾"等受伤主题，反映了随着治疗的深入，与无意识冲突进行抗争时所遭遇的抵抗、压力、对峙的内心状态。

之后箱庭主题呈现出受伤主题向治愈主题的转化。作品7、8出现了类似湖的圆形水域，并将自己放入其中，这是"深入"，意味着一种深层的探索或发现。作品8出现现实中的人际关系，体现了"培育"，但四个区域相对孤立，并未整合协调起来。植物的使用是"能量"的表现。作品11、12圆圈的扩大暗示了意识"容器"的扩大，包容性的增加作品呈现出"趋中"、"整合"和"中心化"的倾向。通过对系列箱庭主题的分析，我们可以看到通过箱庭治疗，来访者的内心世界从创伤走向治愈。

2. 箱庭中的自我成长

以沙箱为中心，创造一个自由与受保护的空间，促使来访者的治愈力得以发挥是箱庭治疗的基本假设之一。箱庭制作的过程是来访者对内心力量的挖掘，对自我的探索。在初始箱庭所投射出的自我是受到威胁、没有力量、有强烈的不安全感和否定的，对父母的感情是矛盾的。随着治疗的进行，借助箱庭这一媒介，上述问题得以面对。从排斥、矛盾到接纳，对亲子关系的处理表现了自我的发展和成长，同时也帮助小D看到身边所拥有的支持资源。后期的箱庭作品中所投射出的自我是快乐的、幸福的、安全的，自我接纳的。

玩具是来访者意识和无意识的心象表现和象征语言，玩具性质、色彩的变化从另一角度反映了自我成长。初始阶段小D经常使用恐龙等原始动物来表达自己的内界，这一象征暗示了其创伤发生的时期有可能是在发展的早期。转化阶段小D尝试使用象征生命和活力的植物以及卡通色彩的动物，这是平衡自己过于紧张和悲观情绪所做出的努力。最后，使用水晶球、花束等美好的玩具作为对自己的进步的肯定和接纳。

与阴影的对话也反映了自我的成长。在初始阶段呈现出的"恶势力"是个体阴影的象征，意识到阴影存在本身就具有积极的意义。在对抗阶段呈现的对立和深入意味着对阴影的整合。当人在接纳自己的阴影时会感到充满力量，后期将代表阴影的蛇放在房屋和花草之中，暗示了其对阴影的接纳。

3. 现实生活的适应与治疗的终结

由于来访者是治疗者在临床实践中遇到的案例，而不是经过研究设计和筛选后的被试样本，为了不影响治疗的顺利进行，我们没有使用任何标准化的问卷和量表，也未对来访者的关系人群进行访谈，而是以治疗过程中的言语和非言语的表现、箱庭作品的分析以及个人自陈报告等进行心理评估。来访者自述经过治疗，焦虑情绪和强迫思维等症状有较大程度的缓解；能较好地处理与父母、男友和同学的关系，积极乐观地看待生活中的事情；学习效率也有所提高。学期末，来访者表示自己已经投入到紧张的考试复习中，很期待暑假回家与父母相聚。结合张日昇（1999）总结的关于心理咨询终结的指标，我们决定结束治疗。

四　讨论

（一）箱庭作品和制作过程

箱庭作品大都集中在中部和左部，表现出对现实的关注和认可，以及对过去问题的呈现。制作时间在一定程度上反映了来访者对内心世界的投入程度，迅速地完成作品说明小 D 对自我的驾驭能力有限以及较低的安全感和自我稳定性。不能长时间地对内界的深度探索，可能是强迫症患者穷思竭虑、不能遏制的强迫思维箱庭制作中的体现。此外，来访者在动沙方面也相对谨慎，说明在发挥自身潜能方面缺乏开拓性和深刻性，在某种程度上也反映了强迫症患者刻板、缺乏自信等人格特点。

（二）治疗机制

来访者的箱庭治疗取得良好的效果，其治疗机制为：第一，箱庭疗法所致力建立的"母子一体性"的治疗关系以及所创设的"自由与受保护"的空间是来访者安全感得以重塑的关键条件。第二，来访者在咨询室中所体验到的积极无条件的关注和自我价值的肯定为人际关系信赖感的建立提供了资源。第三，来访者通过接触沙子、玩具，制作箱庭作品，将外在的真实性转变成心灵的真实性，接触无意识，箱庭唤醒了来访者内在的自我治愈力，从而进入治愈的过程。第四，箱庭治疗着静默的见证、共感理解的态度，使来访者在"自由与受保护"的空间中自我治愈。

小结

强迫思维患者在其箱庭制作的过程以及箱庭作品主题方面有其独有的特征；箱庭疗法能显著改善强迫思维患者的强迫性症状和焦虑情绪，重塑其缺失的安全感，促进强迫思维患者的自我成长和人格发展。

第二节　研究的目的与方法

一　研究思路

研究者在临床实践中尝试使用箱庭疗法对一名强迫症状的女大学生进行 12 次的箱庭治疗，取得较好的治疗效果。在对上述个案进行详细的案例分析后，研究者尝试提出箱庭疗法应用于亚临床强迫症的可能性。

通过研究一的实施和分析，研究者发现自我因素、家庭因素、创伤因素中的不同维度对大学生强迫症状起着不同程度的预测作用，其中，自我与经验的不一致性是影响强迫症状的最主要因素，情感创伤在强迫症状的发生发展中起重要作用。迄今为止，对于强迫症患者大部分的治疗是以认知行为矫正为主，关注的是患者的强迫症状（Jonathan，2006）。尽管 APA 和 OCCWG 等官方组织一致认为药物治疗和认知行为治疗是目前较有成效的两大方法，但治疗阻抗以及复发或恶化的临床现象表明，在既有治疗中纳入新的治疗因素、优化治疗手段或探索新的治疗方法是强迫症治疗领域亟待解决的问题（Abramowitz，1997/1998；Bernadette，2008；Glen，2001）。此外，目前强迫症的治疗手册大多是针对临床样本（NICE，2006），而亚临床群体中也存在大量饱受强迫症状困扰却没有妥善治疗的个体。因此，以亚临床强迫症为研究对象，探寻有效的治疗方法具有重要的现实意义。

通过研究二的实施和分析，研究者发现，亚临床强迫症个体与普通大学生相比，在玩具使用的数量和类型、箱庭作品的场景和主题、沙的使用频次和方式以及箱庭制作的时间等方面均存在显著差异。也就是说，亚临床强迫症个体的箱庭制作过程及箱庭作品是有其独特表现的。主要表现为以下几点：箱庭玩具使用数量和种类较少，多呈现出贫乏或无组织的箱庭场景；箱庭作品多呈现"自我探索"的主题，强调对自我内心世界的反思；在箱庭作品中很少触碰和使用沙子进行建构；箱庭制作时间非常短，箱庭制作和体验的过程不够投入。尽管这些结论来自 30 名亚临床强迫症个体的初始箱庭体验，但也为研究者进行进一步的箱庭治疗提供了非常宝贵的线索和经验。

研究三是在上述两个研究的基础上，以箱庭疗法为主要治疗方法，整合认知行为疗法的治疗技术，以个体的自我修正和成长、情绪情感体验为治疗焦点，注重治疗关系的建立，以此考察箱庭疗法对亚临床强迫症的治疗过程特征及有效性。

二　研究假设

（1）箱庭疗法可以改善个体的强迫症状，缓解个体的负性情绪情感体验，处理个体未解决的创伤事件的影响，增强个体人际安全感，促进个体自我和谐的发展。

（2）箱庭治疗过程中，强迫症状个体的改变呈现出阶段性的特征，既反映在箱庭作品中，也反映在咨询关系和现实生活中。

三　研究方法

（一）个案选取

研究者在北京市某医院心理门诊科室实习半年，将前来就诊的患者作为初步筛查对象。对主诉为强迫症状的患者进行问卷测查，以 SCL-90、PI 和《自我和谐量表》作为主要测量工具评估其强迫症状以及自我和谐的程度。然后进行信息访谈，排除患病程度较重、有过药物治疗经历以及共病情况较严重的患者。在与患者详细解释本研究的目的和程序后，经患者同意后双方签订治疗契约，免除研究期间患者的心理治疗费用。

（二）研究工具

1. 箱庭治疗工具

沙箱：2 个，规格为 $57 \times 72 \times 7$（厘米，内尺寸）。箱子内壁涂成蓝色，内装半箱净沙。

玩具模型：共有人物、动物、植物、建筑物、家具与生活用品、交通运输工具、食品与果实、石头贝壳等类别玩具若干。

数码相机：对来访者的箱庭作品拍照。

箱庭疗法记录表：记录箱庭作品特征（作品主题、玩具使用、空间配置、自我像、沙的使用）及箱庭过程（与治疗者的互动、制作过程）。

2. 问卷工具

（1）Padua 量表（Padua Inventory，PI）。

（2）症状自评量表（Sysmptom CheckList 90，SCL-90）。

（3）自我和谐量表（Self Consistency and Congruence Scale）。

量表内容介绍详见理论综述。

3. 研究者

在质性的研究中，研究者就是重要的研究工具。咨询者的文化背景、训练经历等人口学资料，可能会对咨询过程产生影响。而本研究中的研究者身兼咨询者一职。为了避免研究者的改变所带来的箱庭治疗的变化，所以在本研究中，箱庭疗法的见证人（即研究者）始终由同一人担任。在此将研究者的情况作一些介绍。

（1）人口学资料

研究者为女性，27 岁（研究进行时龄），未婚。汉族，北京在校研究生。

（2）箱庭疗法训练经历

自硕士研究生阶段开始学习箱庭疗法，有大量的自己制作箱庭的体验和作为箱庭治疗者的经验。并在此过程中接受过系统的"心理咨询与治疗的理论及技法"方向的研究生课程训练。

（3）督导

定期进行个人箱庭和团体箱庭的成长训练；由具有教授职称的箱庭疗法专家进行督导。

（三）研究程序

1. 选取个案，使用 PI 和 SCL-90 作为筛查量表。

2. 收集信息，通过初始访谈尽可能详细地了解个案的背景信息，签订治疗契约。

3. 个案评估，使用 PI、SCL-90 和《自我和谐量表》作为治疗效果检测量表，分别在治疗前和治疗后进行施测，统计量表得分，采用深度访谈进行个案背景资料收集。

4. 个体箱庭治疗。康纳（K. O. Connor，2005）在其研究中指出，过长的治疗过程降低了治疗的有效性，目前针对强迫症治疗设计的个体或团体治疗方案均有缩短的倾向。基斯（Keith，2005）在其研究中提到福阿

（Foa）等人建议治疗的次数限定在 15—20 次。研究者在研读其他有关强迫症治疗的实证研究也发现，大多数都将治疗次数限定在 12—16 次（Braga 等，2005；Kempe 等，2007；Jonathan 等，2005；Eric 等，2008）。埃里克（Eric）等（2008）的研究结果表明，高强度的 CBT 治疗（每天 1次）与常规的 CBT 治疗（每周 1 次）的短期效果与长期效果差别不大。理查德和凯伦（Karen，1995）鼓励治疗者使用"时间限定治疗"来改善治疗中的"被试脱落"问题，他们的研究表明，预先告知来访者治疗的次数和时间，并将治疗过程限定在 12 次左右的周期以内，可以短期内唤醒来访者内心压抑的无意识冲突，处理来访者"此时此刻"的情绪体验，通过创设安全、接纳和支持性的治疗环境，让来访者学会独立应对自我成长中的问题。"时间限定治疗"降低了治疗成本、促使来访者积极地在有限时间内面对心理问题、避免了长期治疗关系中的消极移情—反移情以及来访者过度依赖治疗者等问题。吴倩（2007）使用"时间限定箱庭疗法"治疗有抑郁和焦虑症状的留学生，发现这种治疗方法可以促使来访者在限定的时间内主动探索自我问题，更积极地参与治疗。综合考虑文献数据及研究者的精力及物力，本研究中治疗频度为每个个案每周 2 次，每次 50分钟左右，拟进行 12 次。如果 12 次后个案并没有显著变化，则转介进行其他方法的治疗。每次治疗的具体程序见研究二"箱庭疗法干预步骤"。

第三节　研究的结果与讨论

一　个案信息资料整理

（一）人口学资料

W 君，男，21 岁，大学三年级学生，独生子，父母均为工薪阶层，健在，家庭经济状况一般，无心理治疗或药物治疗经验，无重大疾病史。

（二）主诉问题

对同班同学 A 产生焦虑，只要有 A 出现的场合，W 就无法专心于自己的事情，全部是关于 A 可能带给自己的威胁，高度紧张，情绪烦躁，浮想联翩，以至于后期想起 A 就会产生上述症状。A 是外地的学生，与W 本是舍友，学习成绩优异。W 最初对 A 颇有好感，经常与 A 讨论学习问题，后来发现 A 言行态度不好，W 感觉受辱，心理和情感上受到伤害。

W暗自下决心要超越A，经努力后发现，无论自己如何努力都无法超越不怎么用功的A，陷入痛苦的怪圈。一看到A，或者在A有可能出现的场合，甚至一想起A，马上就浮现A不屑的表情，W就很焦虑，无法进行自己正在做的事情，一遍遍地想A之所以这样的原因，自己因此而可能遭遇的后果，如果找A面对和处理这个问题可能产生的状况……每天在这些事情上反复地思考，严重影响到日常学习和生活。此外，W觉得自己无论做什么事情都会前前后后思考半天，经常因为一些很小的事情也要反复掂量，这种习惯很耽误时间也很影响心情，因而认为自己有心理问题，前来求助。

（三）心理评估

对个案的心理评估是心理咨询与治疗前最重要的工作，本研究通过临床观察、深度访谈以及问卷测查等方法对个案的心理问题进行评估。在正式治疗前对个案W进行了两次深度访谈，第一次是在医院的心理门诊室，时间为1个小时，主要了解W当前心理问题的各种症状表现，进行心理问卷测查。第二次是在学校的箱庭治疗室，时间为1个小时，进一步了解W的家庭状况、成长经历，解释本研究的目的和程序，签订治疗契约。

W君的SCL-90、PI和《自我和谐量表》的测量结果如表8-3。

表8-3　　　　　　　　　　　　　W君的问卷测量结果

SCL-90									PI					自我和谐量表		
躯体化	强迫症状	人际关系敏感	抑郁	焦虑	敌对	恐怖	偏执	精神病性	污染	思维失控感	行为失控感	检查	总分	自我与经验的不一致性	自我的灵活性	自我的刻板性
1.3	3.5	2.7	2.5	3.1	3.0	2.3	2.2	2.4	10	14	6	5	35	45	49	18

通过以上问卷结果可以看出，除了躯体化因子外，W在SCL-90的其他8个因子得分均超过2.0分（说明个体可能存在着该因子所代表的心理障碍），其中以强迫症状因子得分最高3.5，焦虑和敌对因子得分超过3.0分。表明W当前的心理问题以强迫症状为主，伴随焦虑、敌对等情绪问题。PI的测量结果可以进一步表现W强迫症状的具体表现：各项得分高于普通大学男生两个标准差左右，以思维失控感症状为主，属于亚临床强迫症的高危人群。《自我和谐量表》结果表明，W的自我矛盾性比较高，

灵活性和刻板性比较差。

　　结合研究二的成长经历、家庭因素以及自我评估的编码表将 W 的背景资料整理如下：W 出生在普通的工薪家庭，经济状况一般偏低，因为小时候的很多愿望没有被满足，W 一直对赚钱有着很高的期待，而这也是他学业的主要动力。家庭中母亲对他的关注稍多些，但都是学习和生活方面，与父子关系则比较疏远。W 觉得自己心理问题严重到无法自我调节了，向父母寻求帮助但未被重视，无奈求助心理咨询，因为父母反对花钱看心理病，所以偷偷攒钱来进行心理咨询。在 W 的成长经历中，对其影响最大的三个事件是初二、高一以及现在的同学关系问题。在 W 眼中，这是他成长中三段难以忘怀的受辱经历，身体受辱、言语受辱和非言语受辱。W 的自尊心很强，有点自大，所以无法承受学习退步或别人比自己优秀，最无法接受的是"自己无论如何努力也无法超越别人的现状"，很介意别人对自己的看法和评价，特别是有关能力方面的。临床观察发现，W 安全感很低，每次咨询前都要确认门窗是否关好，说话小心谨慎，一件小事、一句简单的话都会让他反思半天、喋喋不休，反复重申咨询师的话来确保自己的理解以及所包含的各种可能性，烦琐不堪。

　　对 W 的背景信息登录如表 8 - 4。

表 8 - 4　　　　　　　　个案 W 成长经历中关键事件及其影响编码表

主题	二级编码	一级编码	范例
事件性质	学业问题	成绩下滑	初二和高一因为受同学欺负，学习成绩受到严重影响。
	成长环境	家庭出身	只有通过自己的努力获得成功才能走出这个胡同。
	人际关系	同学矛盾	初中、高中都被班级某个同学欺负过，我总是很胆怯。
		母子关系	妈妈对我的要求很严格，特别是学习，一定要达到她的目标。
发生时间		初中	初二下学期有个同学总是对我动手动脚，欺负我。
		高中	高一的时候有个同学总是对我讲脏话，让我很焦虑。
事件影响	情绪	心境	心里很害怕、焦虑，也很烦躁。
		情绪表露	不敢告诉老师和家长，也不敢反抗他们，憋在心里很难受。
	人格	自尊感	觉得自己很没用，胆小，总是在担惊受怕，不被别人尊重。
		内外向	看上去挺外向，但是很少向同学、家长和老师倾吐心事。
		谨慎性	尽可能避免与欺负我的人接触，即便是做完的事情也反复掂量。

续表

主题	二级编码	一级编码	范例
事件影响	人格	自我要求	自小成绩优秀，对自己要求很高，追求完美，没有做不成的事情。
		责任感	必须学习好，将来有好工作，人生才能成功，过上想要的生活。
	人际关系	同学关系	对于欺负过我的人，心怀怨恨，却对他们很焦虑。
		亲子关系	妈妈只关心我的学习和生活，跟爸爸更少交流。
		亲密关系	很渴望有女友，但一直没有合适的。

表 8 – 5　　　　　　　　　　个案 W 家庭环境及其影响编码表

主题	二级编码	一级编码	范例
家庭特点	人格	母亲严厉	妈妈对我学习的要求很高，必须达到她的标准。
		父亲随和	我老爸性格内向，不怎么管我。
	教养类型	权威	小孩就得听大人的，他们不同意我来心理咨询，我偷偷来的。
	家庭沟通	指责批评	妈妈很少夸过我，总拿我跟别人比。
		身体被打	小的时候经常挨打，调皮嘛，长大就很少了。
	沟通内容	生活起居	妈妈比较关心我在学校的生活情况，吃的喝的啊。
		情感心理	我很少跟父母谈心事，我这些心理问题他们都不知道，也不理解。
		学业进步	从小妈妈最关心的就是我的学习，每学期都有她的目标。
	家庭环境	经济状况	很一般的家庭，零花钱很少，心理咨询的费用太高支付不起。
家庭影响	人格	自我要求	我觉得妈妈的要求很对，所以自己的要求也很高。
		敏感性	很多事情即便过去了我也要反复琢磨，回忆自己是否做得正确。
		自尊自信	我觉得只有赚更多的钱才能过上自己想要的生活，才能真正自信。
	行事风格	成就动机	我将来一定要成功，必须成功，赚很多的钱。
		竞争意识	我觉得自己无论做什么只要肯做一定能成，而且很好，不需要帮助。
		学习态度	任何事情都不能打扰到我的学习，包括恋爱。
		行为习惯	我从小学习就很努力，写字都要描很多遍。
	心理状态	情绪表达	我一般不和别人说心事，自己想自己琢磨，有的时候要花很长时间。
		心理压力	遇到事情的时候就觉得自己压力很大，要琢磨掂量的东西太多了。

表 8 - 6　　　　　　　　　　　个案 W 的自我评估编码表

二级编码	一级编码	范例
学业表现	学习成绩	小学中学的成绩一直很好，高中一般，高考太紧张了，没有考好。
	学业兴趣	我挺喜欢自己的专业，打算再选择一门第二专业，英语不太好需要好好学习。
	学习态度	我特别想每天专心学习，但是现在因为心理问题一点都学不进去，很着急。
	学习过程	只要 A 出现的场合都不能专心，想 A 的事情，他所有的事情，无法学习。
人格	性格	内外兼修吧，就是有心事不愿意表达，总是自己闷头琢磨，很难做决定。
	自信心	我以前觉得自己挺自信的，有点自大，但是现在觉得自己很胆小，缺乏勇气。
	自我管理	喜欢制订计划但是很难完成，总是被小事情打扰。
能力	人际关系	和大部分的同学关系还不错，我不认同的人不会去接触。
	社交能力	同性没问题，但是异性就有很大问题，我不知道怎么自然地去认识喜欢的女孩。
	时间管理	我觉得自己的时间都浪费在前思后想上了，一件事情反反复复考虑很久。
	行事风格	做事情总是犹豫不决，所有的可能性必须全部想完，寻找到最佳的方案才行。

二　箱庭治疗的过程与分析

本研究以个体箱庭疗法为主，根据治疗过程的需要结合一定的认知行为技术，每周两次，每次 50 分钟，一共 15 次会面 12 次治疗，第 1、2 次收集信息和心理评估，第 3—14 次箱庭治疗，第 15 次疗效评估和结束治疗。现将每次治疗过程整理如下：

第一次箱庭（见图 8 - 9）。

主题：我的美好未来。时间：7 分钟。

场景：中间放桥，桥上方放了一对新婚夫妇和婴儿，左边放了一个篮球架和三个小人。桥下方挖了一小段蓝色水域，放了一辆朝左行驶的小汽车。桥右边放了一座小房子。

故事：这全是我想要的东西。希望在不久的未来能有女朋友，左边的两个男孩是学习和工作的自己。未来可以拥有美满幸福的婚姻和自己的车、房。桥是装饰品，篮球场是休闲运动的地方。

第二次箱庭（见图 8 - 10）。

主题：回到过去。时间：5 分钟。

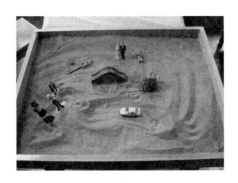 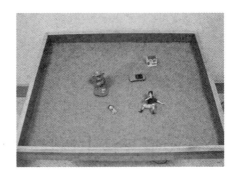

图 8 - 9　　　　　　　　　　　　　　　图 8 - 10

场景：未动沙。右上方放一座房子，下面是小汽车，中间的位置放了两个小人，还有 1 只大熊。

故事：房子是自己从小到大一直居住的家，左边的小孩代表过去的自己，大熊是自己小时候渴望拥有的玩具。右边的小人代表现在的自己，小车是自己现在渴望拥有的。很想回到过去的某个时候，这样我就能重新来过了。

第三次箱庭（见图 8 - 11）。

主题：老师眼中的好学生。时间：3 分钟。

场景：未动沙。在中间区域放了 5 个小人。

故事：中间的女孩是老师，左边很有派头的男孩是被老师器重的学生，右边那个虔诚的小孩代表自己，躺着的两个小孩代表其他的同学。这是发生在课堂的一个场景：老师出了一套很难的题目，没有人回答，最后老师说让"权总"回答吧。我很羡慕，希望有一天能被如此器重。

第四次箱庭（见图 8 - 12）。

主题：幸福而快乐的生活。时间：两分钟。

场景：未动沙。中间区域放了一座房子，下面放了一辆公交车，两个不同状态的小丸子，一对小人。

故事：房子代表学校，公交车是上下学的交通工具。红色的小人代表未来女友，蓝色的小人代表自己。希望能和女友一起上下学，一起学习，一起吃饭。这样的生活才会更有意义，更快乐吧。

第五次箱庭（见图 8 - 13）。

主题：黑色星期三。时间：5 分钟。

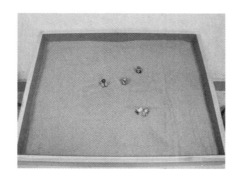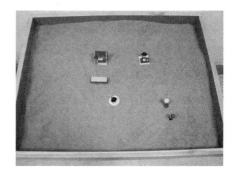

图 8 – 11　　　　　　　　　　　图 8 – 12

场景：未动沙。中间区域放了一座房子，左边放了两个小人，房子下方放了两个小人和一张桌子。

故事：刚刚发生的让人添堵的事情。房子是学校的机房，左边两个小人代表其他同学，中间的小人代表让自己焦虑的 A，下面的小人代表正在操作的自己。A 坐在附近自己非常焦虑，根本无法完成手头的学习，其他课上也是一样。有 A 在的场合就非常不安，情不自禁地关注 A。

第六次箱庭（见图 8 – 14）。

主题：找个好工作。时间：两分钟。

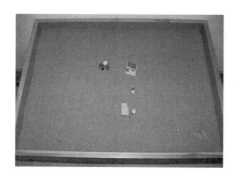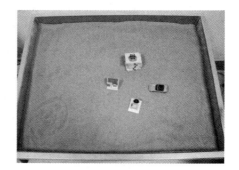

图 8 – 13　　　　　　　　　　　图 8 – 14

场景：未动沙。中间区域摆放了一摞书、一座房子，一辆小车，还有个正在学习的小人。

故事：书和正在学习的小人代表自己目前上学的状态，希望自己能好好读书，学有所成，将来进去一个好单位，拥有自己的车。不愿意在为 A 烦恼了，总是关注别人的生活没有意义。要好好学习，将来找份好工作，实现自己的愿望。

第七次箱庭（见图 8－15）。

主题：过去、现在和未来的我。时间：5 分钟。

场景：未动沙。左边放了一辆车，站在书上的一个人，还有一个女孩。中间放了一个小人，右边放了一个小人，两个肌肉男，还有 1 个小女孩。

故事：右边的区域代表过去的自己，很弱小，总是被欺负，两个肌肉男代表初二、高一时欺负自己的同学，小女孩代表女同学，自己过去很羞涩，都不敢跟女生讲话。中间代表现在的自己，是"退一步海阔天空"的姿态。左边代表未来的自己，希望能学有所成、事业成功，拥有自己的车和深爱的女友。

第八次箱庭（见图 8－16）。

主题：不再孤独。制作时间：12 分钟。

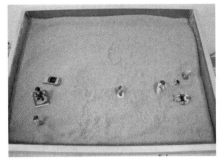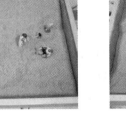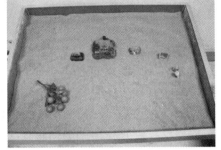

图 8－15　　　　　　　　　　　　　　　图 8－16

场景：未动沙。中间放了 4 间房子，右边放了一个男孩和一个女孩，左边放了一串硕大的果实。

故事：右边的两个小人代表自己和新认识的女友，房子以此代表电影院、图书馆、商场和 KTV。果实代表跟女友一起用餐。觉得生活很温馨，对 A 也不怎么纠结了，如果有机会希望能跟他沟通。

第九次箱庭（见图 8－17）。

主题：无题。时间：15 分钟。

场景：更换了 3 次，第一次放了一只巨大的毒蝎子，一个面目狰狞的人还有 3 个不良少年。然后撤掉了玩具。重新选择了 3 个小人，代表 A、其他同学和自己。接着又撤掉。想把沙箱里的沙子倒出去，折腾半天又不想倒出去了。不知道该做些什么，很困惑。

故事：第一次想呈现自己过去最害怕的三种情景，有毒的动物、力量强大的人或者拉帮结伙的群体。第二次表达的是自己目前对 A 的态度和方法，自己无法改变 A 只有改变自己来适应生活。但是依然不满意这样的表达方式。于是很苦恼，不知道做些什么。

第十次箱庭（见图 8－18）。

主题：我的心境。时间：5 分钟。

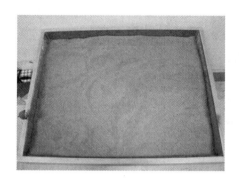 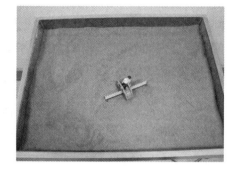

图 8－17　　　　　　　　　　　　　图 8－18

场景：中间挖了一个小湖，上方摆了一个栅栏，栅栏上方放了一座桥，一半在沙中一半在水中，桥上有一个正在前行的男孩。

故事：这是自己当前的心情。沙子代表困扰自己的心理问题以及一些负面情绪，湖水代表希望和崭新的生活。栅栏代表一道墙，阻碍了自己寻求快乐的生活，具体来说就是 A，桥是通往美好生活的桥梁，上面的小人代表自己。尽管生活依然有很多的困扰，但是自己正在通往光明的路上。很期待，也很欣慰。

第十一次箱庭（见图 8－19）。

主题：通向光明。时间：7 分钟。

场景：左边挖了一条细长的河流，两边放了许多的草、树和花。河流的上端放了一个笑脸，对面放了一只老虎。河流的下端放了一个小孩。

故事：河流代表前行的道路，这是通向光明、快乐的道路，而我正在路上，尽管之前陷入丛林之中，迷路了，但相信自己花一些时间肯定能找到这样的路。老虎代表在这个过程中可能遇到的各种困难，比如害怕、恐惧、邪恶等一些消极情绪，它们是我前行的绊脚石，同时也是成长的力量。

第十二次箱庭（见图8-20）。

主题：走出黑暗。时间：5分钟。

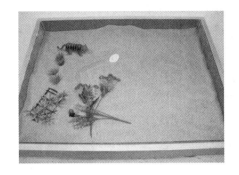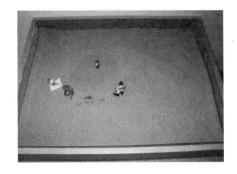

图8-19　　　　　　　　　　　　　　　图8-20

场景：左上方挖了一个大的湖，中央放了一个小孩。围绕湖的周围放了4种不同的玩具，焦虑的小丸子、蛇、摊开的双手和狰狞的大胡子。

故事：沙子是沙漠，寓意生活的荆棘和坎坷。蓝色代表此刻自己的心境，充满希望很舒畅。四周的玩具代表四种消极的情绪：焦虑、恐惧、无奈和敌对，这些都是自己曾经最害怕的，但是如今可以微笑面对，湖中的小人代表自己，笑对人生，从容的看着眼前的这些，相信自己终将战胜他们。

（一）箱庭治疗的阶段

根据W君12次箱庭所呈现的场景、主题以及发展变化，在参考前人有关箱庭治疗阶段划分的基础上，将W君的箱庭治疗过程分为四个阶段。

1. 第一阶段：问题呈现（1—2次）

初始箱庭就像是心理分析中初始的梦，具有十分重要的意义，既能呈现来访者当前的问题状态，又能呈现出来访者治愈的可能性（Ryce，1992）。跟研究二实验组中的很多被试一样，W的初始箱庭场景呈现出贫瘠、空洞和无组织的特点，仅仅是罗列出他喜欢的玩具，以此来表达他内心中最渴望拥有的东西，"我的车"、"我的房子"、"我的未来"、"我的过去"……正如我们在研究二的讨论中所分析的那样，贫瘠、空洞的箱庭作品表明个案的内心力量相对较弱，他们所能关注到的东西和心理容器都非常有限，他们在现实生活中总是过度强调自己的症状，而忽视了其他更有意义的事情。象征着沟通意义的桥被放在最中间的位置，但是却没有发挥出其应有的功效，在某种程度上也反映出个案在现实人际交往中的问题。

除了箱庭作品以外，在制作后的讨论中，个案表达了当前心理问题带给自己的焦虑和痛苦，并回忆了过去生活中发生的类似事件。过度关注的自我、被阻滞的心理能量是箱庭治疗初期个案心理问题的集中表现。

2. 第二阶段：生活再体验（3—6次）

在这四次箱庭作品中，W呈现了生活中所经历的事件，"羡慕被老师器重的同学"、"渴望知心爱人的出现和陪伴"、"学校中与A发生的不愉快"、"对自我的期待"。W将这些典型的"刺激情境"用更加直观的方式在箱庭中重现，直面自己所感受到的威胁、焦虑等负面情绪。在对事件以及情绪的不断讨论、反思、再认识、再感受的过程中，W逐渐意识到，让W焦虑和恐惧的并不包括A在内的外部事件，而是W自己。W从对外部事件的对抗逐渐转移到对自我剖析的对抗。治疗开始进入更深层的阶段。

3. 第三阶段：自我探索（7—9次）

在自我探索阶段中，W逐渐意识到，让自己产生上述心理问题的最根本原因在于自己。W对自我的认识进入到一个更为深层的水平，这一过程伴随着挣扎、痛苦、抗拒和迷茫。W不愿意却又不得不去接受，原本自信的"我"有着那样胆怯、脆弱的一面，引以为傲的自己也同时拥有很多自己都无法接受的缺点和不足。W深陷在经验自我与真实自我的抗争中，甚至无法顺利地完成箱庭制作。这一阶段，W因为没有整理好内心的感受，对箱庭产生了一点抵触，感觉自己没有办法流畅地表达。这一阶段的谈话也是以W的深层自我剖析和认识为主。最终，W自我意识到，是自己对内在自我的不安全和不信任导致自己对外部世界的防御和不安。

4. 第四阶段：解决成长（10—12次）

在经历了迷茫的探索之路后，W逐渐找到内心的平衡点，开始回归原有的生活。初期坦言对沙子毫无感觉的W也开始尝试用沙子来表达内心的感受，从小水域到蜿蜒的河流再到大的湖泊。沙子是母性的象征，有净化和治愈心灵的作用，对沙子的建构可以帮助来访者更好地调配心理能量，水域的出现和扩大表明W的意识和无意识之间的流通以及意识容器的增强。

在这一阶段中，W能够更加理性地看待自己，不再轻易陷入自大—

自卑的极端评价里。W 看到自身的局限以及生活中的考验，但内心深处依然拥有前行的动力和希望。箱庭中出现植物、太阳、水流等象征能量流动的玩具，这正是 W 内心深处的自我治愈力唤醒后自我成长的表现。

（二）玩具使用的数量和类型

纵观 W 君的 12 次箱庭制作，每次玩具使用数量都不是很多，平均在 5 个左右，基本上以人物和建筑物为主。正如研究二结果所呈现的那样，W 与很多亚临床强迫症大学生一样，制作时使用的玩具比较少，显著低于普通大学生的玩具使用数量。在某种程度上表明，W 内心世界相对贫瘠，不够丰富，心理能量相对较低。

W 在第 1 次作品中使用了桥，但并不是作为连接而是点缀，说明在其心中渴望交流和沟通的愿望，但是却不能恰到好处地使用和表达，这也反映出 W 在现实人际交往中的问题。W 看似性格外向却没有真正可以交心的朋友，内心很孤独，渴望异性甚至同性的陪伴。W 在第 8 次作品中使用了果实，从 W 选取的玩具样貌来看，是硕果累累的桔枝，表现了 W 对自身努力的期待。W 在第 10 次作品中再次使用了桥，与之前不同的是，桥建立在沙子和湖水之间，起到了架接和沟通的作用。而 W 把象征自己的小人放于桥梁之上，意味着自己正处于转变的关键期（张日昇，2006）。在第 11 次作品中，W 首次使用了大量植物，包括花、草、树等，这些都是 W 生命力流动的表现，沙漠中的草地是希望和新生的象征。这些玩具的选取表明 W 在经过系列箱庭治疗之后的自我变化。

（三）箱庭作品的场景和主题

总的来看，W 箱庭作品的场景比较简单，给人以贫瘠空洞的感觉，这与研究二中实验组的初始箱庭作品特征是一样的。后几次的作品呈现出一个较明显的变化，使用玩具的种类增加，场景整体也稍微扩大了一些，作品的内涵更为丰富。W 大部分的作品选取在箱庭中央位置制作，从空间配置上讲这是 W 关注现实的表现。W 的箱庭作品主题以自我的表达为主，每个玩具的选取都会突出与自我的联系，强调自我的需要和感受。研究一表明，自我与经验的不一致是亚临床强迫症个体的主要问题，这点在 W 身上表现也极为明显。过度强调自我的重要性正是 W 的问题所在，无意识中对自我的矛盾评价也是 W 在箱庭中多次进行自我探索主题的根本动力。

（四）沙的使用频次及方式

沙子作为箱庭疗法的重要组成部分，对治疗的进行有着非常重要的意义。能够自然、流畅地对沙子进行建构是来访者心理能量流动的表现（茹思·安曼，2006）。正如研究二结果所呈现的那样，亚临床强迫症个体很少对沙子进行积极的建构，对沙子缺乏创造性的表达，漠视沙子的存在和作用甚至对触摸沙子有消极的情感体验。W 在面对沙子时也表现出类似的特点，制作过程中基本上不动沙，触摸沙子时也没有太多的感觉，在他看来沙子是可有可无的东西。在治疗的后期阶段，W 逐渐对沙子表现出兴趣，在作品中开始出现水域、河流和湖泊等，这些都是 W 心理能量开始流动、生命力积蓄的表现。随着治疗的进行，W 不再仅仅是在沙子上简单地摆放玩具，而是深入到沙水之中进行自我探索。水源的出现让我们看到了 W 内心深处焕发出的新生和活力。

（五）自我像的表现及方式

W 的每次作品中都会有自我像，几乎都以人物类型为主，这表明 W 有较为清晰的自我认识。在第 1、2、4、7 次作品中，W 使用不止一个玩具来代表自己，这点与研究二中的结论相似。在每次作品中，W 总会将自我像放在比较中心的位置，反映出强迫症患者过度关注自我的状态，对自我有着比较高的期待。W 在每次治疗中都会大段地谈论自己的"纠结"，生活中的每件小事都能成为让他穷思竭虑的起点，而这其中密不可分的是事情与自我的关系。对于 W 来说，提前预见生活中所有可能出现的威胁是他确保今后万无一失的不二法则。即便是对于已经发生过的事情，反复的思考其中可能包含的潜在信息也是 W "不得不去完成的作业"。在治疗过程中，W 对自我的认识经历了一个从膨胀到现实的过程。初期的作品中，W 总是过度强调自我的需要，是 W 在生活中没有被满足的情感的表达。这一需要与现实的不符合让 W 痛苦而无奈。后期的作品中，W 逐渐变得理性而现实，不再一味地去表达自我为满足的需要，而是现实中可能遇到的困难、阻碍、威胁和挑战。从自大到自卑，再到最后的自信而谦卑，W 在艰难的探索中实现了自我成长的飞越。

（六）箱庭制作时间及体验

W 每次箱庭制作的平均时间为 5.92 分钟，远低于普通大学生的平均制作时间。研究二的结果也表明，亚临床强迫症个体在制作箱庭时比较快，难以长时间集中于制作，体验的时间也比较短，这与他们在生活中的强迫症状表现非常相似。W 自己也承认，箱庭制作对于他而言更像是需要去完成的一项任务，越快越好。在初期，W 只是将箱庭作为一种表达内心世界的工具，简单地叙述完箱庭的主题和故事后，就开始谈论自己生活中的各种症状。随着治疗的进行，W 逐渐能感受到箱庭带给自己的反思，在制作时思考和选择的时间增加，制作后的体验也逐渐深刻。沙子从无到有的建构、水域的出现和扩大、植物的使用都表现出 W 开始真正投入到箱庭之中，并感受到了力量和成长。

三 箱庭治疗的效果与分析

箱庭治疗的效果除了反映在上述来访者的系列箱庭作品之中，另一方面也反映在问卷测查的结果和现实生活中。在 12 次箱庭治疗结束后，邀请 W 再一次来到治疗室进行面谈，让 W 对治疗过程和效果进行自我报告，并完成后测的三份问卷。

（一）问卷测量

表 8－7　　　　　　　治疗前后 W 君的问卷测量结果

	SCL-90									PI					自我和谐量表		
	躯体化	强迫症状	人际关系敏感	抑郁	焦虑	敌对	恐怖	偏执	精神病性	污染	思维失控感	行为失控感	检查	总分	自我与经验的不一致性	自我的灵活性	自我的刻板性
治疗前	1.3	3.5	2.7	2.5	3.1	3.0	2.3	2.2	2.4	10	14	6	5	35	45	49	18
治疗后	1.2	1.7	1.5	1.6	1.8	1.7	1.4	1.8	1.5	4	8	2	2	16	38	52	15

表 8－7 显示了 W 在箱庭治疗前后 SCL-90、PI 和《自我和谐量表》的得分变化。在临床研究中，治疗前后量表得分的变化在某种程度上反映出疗效。W 在治疗结束后，SCL-90 的 9 个因子得分都在 2.0 以下，达到普通人群的心理水平。PI 得分也有显著降低，治疗之前 W 在各项指标的得分均高于普通大学生两个标准差。治疗结束后，W 在各项指标的得分基本接近普通大学生的平均水平。此外，《自我和谐量表》的三个指标也有所变化：自我与经验的不一致性和自我的刻板性得分降低，自我的灵活性得分增高。

（二）现实生活

本研究中对 W 的箱庭治疗经历了问题呈现、对抗斗争、自我探索和问题解决四个阶段，每个阶段 W 所要完成的成长课题是不同的。前两个阶段对 W 的治疗主要围绕着其强迫症状的核心表现——对 A 的纠结情绪

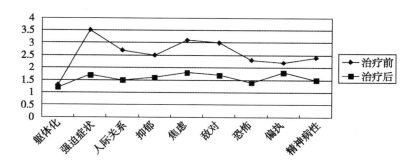

图 8-21　治疗前后 W 在 SCL-90 各因子的得分变化

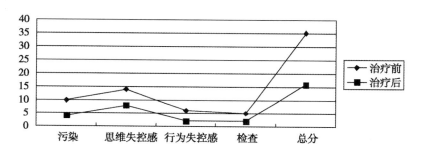

图 8-22　治疗前后 W 在 PI 各因子的得分变化

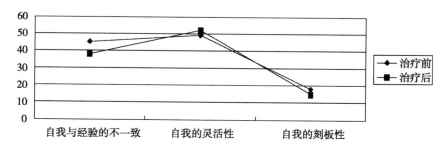

图 8-23　治疗前后 W 在《自我和谐量表》各因子的得分变化

进行，经过反复的讨论、澄清和反思，在第六次治疗谈话中，W 意识到自己曾经渴望一蹴而就的解决问题方式是不恰当的，必须找到一个最完美的解决方案也是不可行的。W 坦言"每个事件都有不同的解决办法，而且不止一个，我能做的就是尽可能地去尝试，而不能因为不可预见的结果这样蹉跎时间"。此后对 W 的治疗进入到更深处的自我探索阶段。在第八次治疗谈话中，W 表示自己的心态发生了很大的变化，生活更加有信心和希望，也更加乐观和开心了。对于很多不确定性的问题，W 也能坦然地面对和接受，而不再是去纠结唯一的结果。W 在箱庭中首次选取了果实，认为这是生活中不可缺少的，同时也是对自我的一种肯定和支持。在最后一阶段的治疗中，W 不仅在箱庭作品中有了很大的变化，在对待生活和自我的态度上都发生了积极的转变。第十次治疗后 W 主动找 A 谈心，取得了双赢的结果，为自己的改变迈出了第一步，同时也大大鼓舞了 W 改变自我的信心。在第十一次治疗中，W 更加坦然地面对生活中的希望还有未知的威胁和阻碍。最后一次治疗中，W 表达了对自我的认可和肯定，"现在的我笑对人生，从容地看着眼前的这些，相信自己可以很好地应对。我觉得经过这段时间的咨询，自己想通了很多事情。很多选择都不是对立的，应该更加有弹性。用勇气来改变能改变的，用胸怀来接受不能改变的，用智慧来辨别二者的不同。生活中的很多事情，该反抗的时候要反抗，该忍耐的时候要忍耐。生活是美好的，应该珍惜当下的生活，过好每一天。人生应该更加精彩一些，不要为这些小事而蹉跎自己。也许以后还会遇到更大的挑战，那是以后需要考虑和面对的事情，我相信自己是可以应对好的"。

可以看出，在经过了 12 次治疗后，W 对自我有了更为理性和客观的认识，完成了从自大到自卑再到自信的转变过程。W 看待事情的态度也更为灵活，不再像治疗前那样刻板和僵硬。据 W 自己报告，现在学习的劲头十足，即便 A 在身边也不会打扰到自己了。偶尔还是会反复地思考，但是当自己意识到时能很快走出来专注于该做的事情。负面情绪也改善了很多，觉得自己现在有力量了，自信了，不再惧怕了。

四　讨论

（一）亚临床强迫症的箱庭治疗特点

研究者在《心理科学》2009 年第四期发表了一篇《强迫思维女大学生的箱庭疗法个案研究》的文章，鉴于篇幅所限，这里就不再做详细论述，将其作为预研究与本研究个案一起，结合研究二中实验组被试的初始箱庭作品特征，对亚临床强迫症个体的箱庭治疗特点进行讨论和总结。

1. 箱庭制作时间比较短，箱庭治疗过程需要大量的谈话治疗

箱庭疗法作为一种心理咨询与治疗的方法，是让来访者从玩具架上自由地挑选玩具，在盛有细沙的箱子里进行自由创作的技法（张日昇，2006）。作为心理咨询的一个良好平台，帮助来访者在简易而丰富的箱庭

世界，将自我的心理冲突或矛盾通过箱庭制作有意无意地进行释放和整理，使无意识意识化，整合自我，从而获得心理问题的解决。即便是不通过言语治疗，箱庭制作本身也具备了治疗心理障碍的能力。不同来访者进行箱庭制作的时间不同，成人平均为 20 分钟左右，儿童会更长一些。很多儿童在箱庭制作后没有谈话或仅仅是简单的对话，因为对于儿童来说，游戏本身就是很好的治疗方式。但是就成人而言，制作后的交流同制作本身一样，也极为重要。很多成人来访者表示，制作后的体验、反思、谈话以及撰写的箱庭报告能够帮助他们从意识层面上获取箱庭制作带给自己的触动和成长。

箱庭制作时间在一定程度上反映了来访者对内心世界的投入程度。就亚临床强迫症个体而言，不能较长时间地投入箱庭制作正是他们心理问题的表现，尽管通过系列的箱庭治疗，个案的制作时间有所延长，对箱庭的体验也更为深入和持久，但相对于普通大学生来说，仍旧较短。不管是箱庭治疗还是其他心理治疗，每次的治疗时间大约在 50 分钟，箱庭制作时间较少就意味着在治疗过程中与来访者言语交流的时间比较长。因而谈话治疗中治疗者谈话的理念、原则、技巧和方法也会影响治疗的过程和效果。本研究采用"非指导的个体箱庭治疗"方法，在谈话治疗中也以"来访者中心"为主。但是考虑到亚临床强迫症个体所特有的一些思维模式以及行为特点，治疗者会穿插使用一些认知行为的技法作为辅助。如在前两次治疗中，个案的情绪很不稳定，焦虑非常严重，治疗者会使用系统脱敏来帮助个案缓解消极情绪。第五次治疗时，治疗者布置了"ABC 作业"（源自认知行为疗法中经典的 ABC 理论）帮助个案澄清自己的心理问题以及思考方式。

2. 箱庭场景比较简单，玩具使用数量和类型比较少，沙子建构比较少

不难看出，不管是研究二中的实验组，还是预实验和研究三中的个案，他们在完成每次箱庭作品时选取的玩具数量和种类相对较少，作品场景也比较简单，甚至是贫瘠和空洞。玩具之间没有太多的联系，常常是随意地放在沙箱的某个位置，存在就好。这与普通大学生丰富、充实、流畅的作品形成明显的反差。不能放眼全局和宽容大气、事无巨细、过度以小见大，这些是在亚临床强迫症个体中经常遇见的行为特征，他们经常因为某个转瞬即逝的念头穷思竭虑、烦恼不已，强迫症状的突出表现就是对太

多本应习以为常的事情欲罢不能。在箱庭中，他们只注重表现此刻纷乱的心绪，而不能忘我地投入来完成一副流畅的作品。

对沙子的忽视甚至抵触也是他们的心理问题在箱庭制作中的反应。即便是在单纯的谈话治疗中，也经常出现类似的情况，强迫症患者总是滔滔不绝地谈论自己的强迫症状，以及这些症状带给自己的巨大精神压力和情绪困扰，但是当治疗者试图就某个症状深入去寻求背后的原因时，患者会突然转移话题继续下一个症状的描述，治疗也因此陷入僵局无法深入。在箱庭治疗中，动沙是消耗来访者心理能量的过程，与沙子的接触可以帮助来访者与自己的无意识进行沟通，对沙子进行积极的建构是来访者释放无意识的冲突、调配心理能量的表现。这也是很多儿童只通过玩沙就能起到心理治疗作用的原因。对于强迫症患者来说，强迫症状产生的原因是深层的自我矛盾，这给患者带来强烈的不安全感。拒绝触碰沙子是在拒绝无意识传达给他们的真实信息，在自我没有做好充分的准备以及拥有足够的力量之前，患者很难面对无意识带给自己的这些真实体验，因此动沙也可以看作是来访者自我得以成长的表现。本研究个案在最后一个阶段的三次作品中均有不同程度的动沙，尽管并不是很富有创造性的建构，水域也不够流畅，但对于个案来说已经是非常大的进步了。

3. 箱庭作品中过度强调自我，多出现"自我探索"的主题

本研究中的亚临床强迫症个体，不管是在初始箱庭中还是系列箱庭治疗中，箱庭作品里都有比较清晰的自我像，但是与普通大学生不同的是，自我像的象征物通常不是只有一个，而是多个，代表不同的自我实现。并且，被试一般会把自我像放在箱庭中比较中心的位置，例如空间的中央，或者是其他玩具围绕的中心。这些制作特点表明在被试的无意识里，自我是处在一个非常中心的位置，被时刻关注着。此外，在制作后的谈话中也发现，闯入式的念头经常是一些细小琐碎的事情，但往往经过被试的"反复推理"成了生命攸关的大事。由此带来的焦虑和恐惧不得不再通过一些细小琐碎反复的行为来缓解。被试大都存在较高的自我矛盾感，在他们的意识中只能接纳自我好的一面，排斥自我不好的一面。为了缓解这一矛盾，被试精确化自己的行为和思维，形成严格、刻板、教条、仪式化的习惯，忽视内心的情感体验。因而在治疗中，治疗者会发现让强迫症个体表达自己的内心感受是件非常困难的事情，他们更多的是习惯描述事情的细枝末节，罗列各种情境和可能的各种后果。

在亚临床强迫症个体的箱庭作品中，很少有家庭、集会等日常生活的主题，以及对未来美好生活的期望或建设等。个案倾向于通过箱庭呈现一种心理状态，或者仅仅是将自己的渴望罗列出来，玩具之间可能并没有任何关联，箱庭作品也没有故事情节。治疗者从中感受到的不是一种流畅的表达，而是停滞的片段。箱庭主题多是一些对自我的反思和评价，或者是一种探索和寻找。对于连续治疗的个案来说，箱庭主题的改变也是疗效的表现之一。从创伤到治愈，从分裂到整合，从摸索、反思到面对、展望，个案的作品愈加整合、流畅、富有生机。

4. 对箱庭制作的体验经历冷淡—抗拒—深刻阶段性的变化

研究者在研究二中发现，实验组与控制组这两组被试在对待箱庭的体验上有很大的不同，与控制组相比，实验组被试对箱庭有较少的情感卷入，对沙子没有特别的感觉甚至有消极的感觉。这点与强迫症患者习惯于忽视自己的内心体验，将主要精力放在理性和言语能力的发展上的特点有关，因为后者更容易被控制和降低矛盾性的感受（Guidano，1987）。

在进行个案治疗时，研究者也发现了类似的特点。参与长期治疗的个案在初期对箱庭没有特别的感觉，通常是抱着一种试试看的态度来完成，匆忙地制作后便开始谈话。在问及箱庭的内容和感受时，描述得非常简单。尽管如此，因为沙、玩具以及制作本身的象征性表达，个案还是在治疗中触动了自己的无意识，这个意识化的过程会让个案有些不知所措甚至是痛苦，在治疗的中期过程会表现出对箱庭制作的抗拒，比如"我不知道该做什么"、"这样持续地做真的有用吗"、"今天可以先聊天吗"等之类的周旋之词。治疗者在这个过程中不为所动，但表现出对个案选择的尊重。在一番讨价还价之后，个案还是会照例完成箱庭的制作。其实抗拒的时候正是治疗过程深入的时候，通常这种艰难的局面度过后会有新的变化。随着治疗的深入并接近尾声，个案对箱庭的体验也日趋深刻，有些患者甚至能承受长时间的沉默和内心独白，这对于喋喋不休的强迫症患者来说是非常大的进步。

（二）箱庭疗法对亚临床强迫症的治疗机制

张日昇（2006）在《箱庭疗法》一书中将箱庭治疗机制总结为五点：自由与受保护的空间、母子一体性的治疗关系、自我治愈力、普遍的无意识心象和玩具的象征意义。简单地说，在每个人的心灵深处，都有自我治愈的力量。以沙箱为中心，创造出一个自由与受保护的空间，通过使用箱子、沙和玩具，制作箱庭作品，来访者的无意识心象充分表现，在治疗者包容、接纳和关注下，促进来访者自我治愈力的发挥，从人心理的深层面来促进人格的改变。

结合亚临床强迫症个体的箱庭治疗特点，本研究认为箱庭疗法对于亚临床强迫症的治疗机制体现在以下几个方面：

（1）亚临床强迫症个体心理问题的本质特征是自我矛盾，箱庭的制作及谈话的过程给个体提供了一个与自我对话和探索的机会。

（2）亚临床强迫症个体通过使用玩具和沙子进行象征性的表达，为沟通意识与无意识架起了桥梁，从而为深层解决个体的心理冲突创造了条件。

（3）亚临床强迫症个体有较多的防御机制，箱庭这一媒介的介入可以降低个体的防御心理，为真实表达自我、良好咨访关系的建立打下基础。

（4）亚临床强迫症个体自尊感较低、敏感、多疑、安全感不足，箱庭疗法所强调的不指导、不评价、不比较等基本原则对于处理亚临床强迫症个体的情绪体验、治疗阻抗等问题有积极意义。

（5）箱庭治疗可以联结亚临床强迫症个体的过去、现在和未来，帮助处理未解决的创伤体验，实现自我的统一。

小结

1. 个案的箱庭治疗经历了问题呈现—生活再体验—自我探索—解决成长四个阶段。

2. 个案的箱庭治疗呈现出以下几个特点：

（1）箱庭制作时间比较短，箱庭治疗过程需要大量的谈话治疗。

（2）箱庭场景比较简单，玩具使用数量和类型比较少，沙子建构比较少。

（3）箱庭作品中过度强调自我，多出现"自我探索"的主题。

（4）对箱庭制作的体验经历冷淡—抗拒—深刻阶段性的变化。

3. 经过箱庭治疗后，个案的自我矛盾感降低，对自我的认识更加客观、理性和接纳。

4. 箱庭疗法在应用于亚临床强迫症的治疗机制体现在：沙子、玩具以及象征性表达降低了个案的心理防御，为个案深层自我觉察和沟通意识与无意识创造了条件；非评价、非比较和非指导的治疗原则可以有效处理个案的情绪体验、降低治疗阻抗；箱庭的制作、体验联结亚临床强迫症个体的过去、现在和未来，为个案提供了与自我对话和探索的机会；帮助处理未解决的创伤体验，实现自我的统一。

第九章

实证研究的整体讨论

第一节 本研究的特点和创新点

一 心理咨询与治疗领域研究与实践的统一

心理咨询与治疗是心理学的理论知识在社会应用的一个重要领域。实践是理论发展的原动力同时也是检验理论的唯一标准。在心理咨询与治疗领域，长期存在着研究与实践相脱节的现象（John，2001；侯志瑾，2005），很多从事临床实践的工作者并不开展系统的研究工作，而很多承担基础研究的研究者并不了解基层从业者的职业需要（徐洁，2008）。因此，很多科研成果在进入实践领域时遭遇瓶颈，无法真正发挥理论的指导意义，实践工作也没有得到更好的系统的总结和推广。

笔者从本科阶段起开始学习心理学并进行心理咨询实践，深感理论功底的不足，于是选择继续进修心理咨询与治疗方向的研究课程，并在接下来的五年研究生学习中坚持致力于心理咨询与治疗领域的科研与实践。研究者接受过心理测量、高级统计、质性研究方法等基础课程的训练，同时接受心理咨询理论、箱庭疗法、团体咨询、家庭治疗、病理心理学、咨询员的自我成长等咨询专业课程的训练，具备进行心理咨询与治疗领域科学研究的能力和条件。此外，笔者长期在高校心理咨询中心担任咨询员，有着多年临床实践的经验，深知作为一名治疗者的专业需要。因此，研究者可以承担起将心理咨询与治疗领域的研究和实践统一起来的工作。

笔者在临床实践中发现，大学生中存在不少以强迫症状为突出心理问题的学生，是高校心理咨询中心比较棘手的个案。这类学生在自我认识和感受方面存在较大的偏差，与父母、同学等人际关系比较紧张，其中有些学生在成长早期有过创伤体验，不少学生是因为强迫症状的反复增强超出了自我调控的能力才选择求助心理咨询。笔者对一名女大学生进行系列的箱庭治疗取得了较好的效果，在进行个案报告和总结时认为，箱庭疗法之所以对强迫症状有疗效的机制在于对个体创伤体验的处理以及深层自我的治愈，由此想到强迫症状背后的深层原因可能是个体的自我问题或情感创伤问题。

那么，对于个体来说，影响强迫症状发生发展的因素到底是什么？这些强迫症状个体是否都适合箱庭治疗，他们的箱庭作品和制作过程都有什么样的特点？笔者期待通过心理学研究来获得这些问题的答案，从而为强迫症个体的心理咨询实践提供指导。笔者在强迫症相关领域进行大量文献的阅读和论证，找到了将自我问题作为强迫症的核心症状的理论支持，并通过研究一量化研究的方法进行验证。在研究二中，笔者选取强迫症状的个体进行深度访谈，以质性研究的方法对研究一的结论进行验证。同时，对强迫症状个体箱庭制作以及箱庭作品方面的特征进行考察，为进一步使用箱庭疗法进行治疗收集信息。在研究三中，笔者以研究一和研究二中获得的结论为理论指导，对一名强迫症状大学生进行治疗，取得了良好的治疗效果。同时采用个案研究的方法对治疗的过程以及结果进行详细的讨论和分析，总结了强迫症状个体箱庭治疗的特点以及治疗机制等问题。笔者在整个研究的过程中承担了研究者、治疗者和资料分析者三个角色，整个研究的过程也是从实践到研究再回到实践的完整过程，实现了心理咨询与治疗领域研究与实践的统一。

二　强迫症整合模型的验证和应用

强迫症的复杂性、难治性及其对个体身心的严重危害性，促使遗传学、医学、神经生物学以及心理学等多门学科对其展开广泛研究，心理学的各种理论流派也对强迫症的心理机制及治疗方法进行了大量的研究。最早对强迫症进行系统研究的是精神分析学派（Rice，2004），尽管对强迫症的研究已经逐渐退出精神分析流派的舞台，但是传统精神分析理论对洞察强迫症的本质依然提供了很多重要的观点。以精神分析学派的观点来看，被压抑在无意识中的带有矛盾性质的情感冲突会给个体带来焦虑，与个体惯用的防御机制一起，导致强迫思维和行为的出现。目前，对强迫症治疗影响最大的理论当属认知行为流派（Whittal，2002），其观点认为个体所持有的功能不良的认知图示是导致强迫症状产生和维持的主要原因。笔者在对两大理论模型进行梳理时发现，他们对于强迫症的很多观点其实存在一定的重合，存在整合的可能性。此外，笔者在临床实践中也深刻感受到，多种功能不良的认知图示背后一定存在着更核心的因素，而这种因素与个体深层的无意识冲突又有着密切的关系。

笔者查阅了近几年的研究文献发现，多伦（2005）等人将强迫症的关注点放在自我概念方面，巴尔（2007）发展了圭达诺关于强迫症的整合理论模型进一步指出自我矛盾是强迫症个体的核心特征。本研究正是在强迫症整合模型的指导下，通过量化和质性研究方法来验证这一模型在亚临床强迫症群体中的可行性。此外，本研究还纳入了家庭环境和童年创伤两个外部影响因素，综合考察影响强迫症状的发生发展的因素以及对亚临床强迫症个体自我的影响作用，从而为强迫症治疗开辟了新的思路。

三 强迫症心理治疗方法的探索

目前，在强迫症心理治疗领域，CBT 和 ERP 等认知行为治疗方法依然占据主要位置，尽管疗效已经得到公认，但"治疗阻抗"、"被试脱落"、"中途退出"等现象成为强迫症心理治疗领域的普遍问题。很多个体拒绝接受 CBT、ERP 等治疗的原因是忍受不了治疗过程中产生的巨大情绪反应，治疗者只注重消除或减轻症状而忽视来访者的情感体验以及良好治疗关系的建立，也使得很多个体选择退出或终止治疗。因此，越来越多的临床学家和研究者尝试在 CBT 的基础上加入新的治疗元素来改善强迫症的心理治疗效果。将箱庭疗法应用于强迫症的治疗正是在这样的背景下应运而生。

箱庭疗法是以荣格心理分析理论为基础，综合游戏理论、投射理论以及东方传统文化的思想和理念成一体，在治疗者创设的自由与受保护的空间内，借助于玩具、沙子、水、沙箱等媒介沟通个体的意识和无意识，唤醒个体的自我治愈力，从而解决深层次的心理冲突。由此可见，箱庭疗法更偏重心理动力学派，较少用到认知、行为等技术。然而，我们在临床实践中发现，箱庭的可视性、具体形象性以及象征性为亚临床强迫症个体心理问题的呈现提供了更加直观的表现场所，同时，箱庭疗法所强调的非指导、非评价和非比较降低了亚临床强迫症个体的心理防御，帮助治疗者更快更好地与个体建立咨访关系。此外，箱庭制作结束后的谈话也为综合使用各种治疗技术提供了可能性。本研究的研究二和三表明，将箱庭疗法用来治疗亚临床强迫症个体是切实可行的，并且亚临床强迫症个体在箱庭制作过程以及箱庭作品方面都有着区别于普通大学生的显著的群体特征。

四　时间限定治疗方法的可行性

本研究在研究三的研究方法部分，简单介绍了"时间限定治疗"的提出以及所检索到的文献的支持。研究者在《心理科学》2009 年第四期中发表的强迫症个案也是接受了 12 次箱庭治疗，并取得了较好的效果。鉴于以上的理论和实践的支持，研究者在个案研究部分采用了"时间限定箱庭疗法"，即预先告诉来访者治疗的时间和次数，在每次治疗前会告诉来访者这是第 X 次治疗，下面还有 X 次治疗。通过治疗过程以及来访者的反馈可以看出，"时间限定"可以短期内唤醒来访者内心压抑的无意识冲突，处理来访者"此时此刻"的情绪体验，通过创设安全、接纳和支持性的治疗环境，让来访者学会独立应对自我成长中的问题。此外，"时间限定治疗"降低了治疗成本、促使来访者积极地在有限时间内面对心理问题、避免了长期治疗关系中的消极移情—反移情以及来访者过度依赖治疗者等问题。

本研究中的来访者 W 在最后一次治疗中表示，12 次的限定让他看到了自己的希望，同时也时刻提醒自己要珍惜每次治疗的时间和机会。W 曾在第八次治疗结束后私下里进行了 SCL-90 的测试，发现分数基本达标。本欲结束治疗的 W 考虑到治疗契约以及"时间限定"的原则选择了坚持，事实证明，坚持完成治疗契约对于 W 来说是非常重要的，后四次的治疗过程让 W 的心理状况发生了质的变化，而这些是在症状缓解的初期 W 所未曾预料到的。

吴倩（2007）也曾使用"时间限定箱庭疗法"治疗有抑郁和焦虑症状的留学生，取得了较好的治疗效果。本研究的结果也再次验证"时间限定治疗方法"可以促使来访者在限定的时间内主动探索自我问题，更积极地参与治疗，有益于治疗的开展和取得良好效果。

第二节　本研究的限制和未来研究的方向

一　研究对象

本研究以大学生为研究对象，考察的是亚临床强迫症的影响因素、箱庭特征以及箱庭治疗的过程及有效性。考虑采用大学生样本原因之一是出于实践的迫切需要，研究者在高校心理咨询中心实习 4 年，深刻感受到大学生群体心理问题的多样性和复杂性，其中以强迫症状的治疗最为棘手。强迫症状大学生的特点是强迫症状突出，以检查和强迫性思维最为明显，但是程度比较轻，在治疗时以心理治疗为主，特殊情况下会建议到医院接受药物治疗。因此，探索适合强迫症状大学生的心理疗法尤为迫切。原因之二是出于取样方便的考虑，在实施大规模问卷测查时，大学生样本比较集中容易进行，能够较好的控制施测环境等无关因素的影响。此外，大学生样本整体来说比较单纯，被试经验以及心理咨询与治疗的经验都相对较少，方便进一步心理治疗研究的进行。

　　研究对象的单一性也使得本研究的结论在推广时受到限制。大学生毕竟是受教育程度较高、智力水平较高的人群，该人群的强迫症状特点以及箱庭治疗特点是否适合其他类型的群体有待进一步验证。另外，本研究主要针对的是亚临床强迫症，主要关注的是那些有强迫症状表现但并未达到临床诊断标准的个体，在此基础上验证了强迫症的整合模型，总结了箱庭疗法用于强迫症治疗的特点和机制。那么，对于临床确诊的强迫症患者，他们的核心问题是是否符合整合模型的假设，他们对箱庭疗法的反应和接受程度如何、疗效如何，都需要今后研究的探索和验证。

　　强迫症谱系障碍非常复杂，亚类型繁多，共病情况严重且较为普遍。本研究中选取的是亚临床群体中症状比较轻微的，共病症状较少的个体，突出表现为强迫性思维。因此，本研究的研究结论在推广和适用性上都要格外小心，不同类型的强迫症患者治疗的过程及有效性都需要在今后研究中进一步验证。

二　研究工具

　　在本研究中，主要使用的问卷包括《Padua 量表》、《童年期创伤性经历问卷》、《家庭环境量表中文版》以及《自我和谐量表》。其中，对前两个量表进行了修订和验证，而后两个直接采用了原版。研究一中尽管已经验证自我矛盾是亚临床强迫症的核心特征这一假设，但是却未能对家庭环境、创伤经历和自我矛盾之间的作用机制这一假设作出更深入的探讨。研究者反思，一方面可能是由于测量问卷的题目总数过多，被试疲劳等因素会给测量结果带来影响，导致在模型拟合时不能获得较好的指标。另一方面，因为《家庭环境量表中文版》无法计算总分，因而在进行作用机制探讨时不能进行中介效应和调节效应的考察，限制了研究的深化分析。

　　《家庭环境量表中文版》题目丰富，涵盖面广，能够全面收集被试的家庭环境情况，有利于研究者综合判断家庭环境因素的作用。但是因为计分比较特殊，而且不能计算总分，因而在统计分析时比较受局限。在今后的研究中，可以考虑使用其他家庭方面的问卷进一步探讨家庭因素、创伤经历与自我矛盾之间的深层关系。

三　研究方法

　　本研究主要使用了问卷法、访谈法和个案研究法，经过数据分析和讨论后，基本上完成了研究设计的预先假设，回答了研究者在研究之初的研究问题。但是研究一部分，很遗憾没有最终建立起结构方程模型，对影响因素之间的关系进行更为细致的讨论。在进行总结反思时，研究者认为，模型之所以达不到拟合标准的原因一方面是被试量还是有点少，因为正式施测时是以大学生为对象，里面可能有症状突出的，也可能有症状不突出的，被试数量如果不足够大的话，有些效应可能因此就被抵消掉了。另一方面是研究被试并没有完全限定为强迫症状大学生。如果在进行施测之前，先挑出亚临床强迫症个体，然后再进行影响因素的测查，问卷结果也许会好些。最后，在自我和谐、创伤经历和家庭环境之间，可能还存有其他影响变量，笔者在本次研究中并没有涉及，今后的研究中可以考虑纳入新的变量来考察影响因素之间的关系。

　　因为时间、人力和物力所限，研究三中研究者只选取了2名被试进行系列箱庭治疗，最终本书中只呈现了一名被试的完整状况。其中有1名缺少前后测的信息。尽管来自质性研究以及个案研究的文献和实践证明，即使是一个人的生命历史中也能产生大量的、丰富的、详细的资料，而且本研究也的确获得了很多有意义的研究结论，但结论的推广和应用还有待于在今后的研究中，能进一步扩大被试量，对不同背景以及不同症状类型的强迫症个体进行箱庭治疗来反复验证。

第三节　本研究的启示和建议

一　对强迫症的认识

　　强迫症是目前较为常见的严重精神疾病，是仅次于抑郁症、酒精依赖和恐怖症的第四位常见病（Karno 等人，1988）。流行病学的研究发现，强迫症起病较早，青春期前后是起病较多的时期，从起病到寻求治疗帮助往往要经历很长的时间（Kringlen，1970）。提起强迫症，多数人想到的是他们突出反复的强迫动作、仪式、行为和思维方式，小心翼翼、言谨慎微、以小见大、神神道道的行事风格，给他们贴上"多事、洁癖、不可理喻"等标签，即便是治疗者也会大呼头痛。当我们绕过那些纷繁多样的强迫性行为，发现在穷思竭虑的背后隐藏的是一颗敏感的自尊心。很多强迫症患者在成长的过程中经历过创伤，没有受到应有的保护和处理，逐渐形成用强迫性的行为和思维来对抗这些焦虑和恐惧的情感。他们的自我要求非常严格和苛刻，不管现实成就如何，都有着极低的自我评价和不稳定的自我概念，徘徊于自大和自卑之间，自我矛盾感非常强烈。对于很多患者来说，症状是他们自我保护的一种手段，掩盖了其内心深处真实的心理问题。

　　本书在进行影响因素考察时，没有沿袭强迫症领域中的认知研究方向，而是以其成长经历中的关键因素作为主要的研究点，并对强迫症整合模型进行验证，从而试图整合精神分析理论和认知行为理论两大理论流派关于强迫症的观点，从较为宏观的视角对强迫症的认识和研究提供了一些见解。将强迫症的核心特征聚焦于"自我层面"，为理解强迫症的心理机制提供了新的视角，同时也为强迫症的心理治疗开辟了新的思路和方向。

二　对强迫症的治疗

　　暴露与反应阻止法（ERP）、认知行为治疗（CBT）和药物治疗是目前世界上公认地对强迫症治疗效果较好的方法。但治疗过程中"治疗阻抗"各种问题的频发让更多的治疗者开始纳入新的治疗元素和探索新的治疗方法。很多患者表示，拒绝接受 CBT、ERP 等治疗的原因是忍受不了治疗过程中产生的巨大情绪反应，治疗者只注重消除或减轻症状而忽视来访者的情感体验以及良好治疗关系的建立也使得很多个体选择退出或终止治疗。考虑采用箱庭疗法进行强迫症的治疗正是在这样的背景下提出的。

　　对于很多强迫症患者来说，他们不满足于仅仅治疗症状，但是又不能接受完全不治疗症状，因此，在对强迫症患者进行箱庭治疗时，要灵活运用箱庭疗法的设置和原则。患者最初会被箱庭吸引，因为治疗者所创设的自由与受保护的空间以及信赖安全的治疗关系给他们提供了很好表达自我的机会。但随着治疗的进行，患者会有所抗拒，因为他们不满足于箱庭的呈现希望获得更多更快改变的方法，"急功近利的心态"正是导致患者不能从箱庭中获取更多的原因。此时，在制作后谈话中使用一些认知行为的技巧帮助患者澄清自己症状背后的含义有很大的帮助。在对自我有了深入了解并且处理了一些自我问题后，患者对自我的探索会进入更深层次的阶段，这个时候箱庭的坚持使用会让患者发现"不可思议的世界"，而这些正是患者自身自我治愈力被唤醒并发挥作用的体现。

因此，对于使用箱庭疗法进行强迫症治疗的治疗者来说，充分意识到箱庭工具性和治疗性的意义并自然地应用到治疗过程中，而不是作为一种仪式化的方式进行操作，对于推动治疗的进行有着非常重大的意义。箱庭疗法是一种心理咨询与治疗的方法，治疗者完全可以根据来访者的心理问题的需要以及治疗的目标加以灵活运用和整合，从而实现箱庭对来访者心理问题的呈现、处理以及治愈的作用。

三　对咨询的研究者

作为心理咨询与治疗的主体之一，治疗师无疑对治疗结果起着重要作用。在西方，目前多强调的是在咨询与治疗中的"科学家—实践者"训练模型，提倡研究与实践的结合（侯志瑾，2005）。然而，在实际的咨询与治疗中，能将二者很好地结合，同时把握好两种身份角色的转变并不是一件很容易的事情。笔者更多地从科研角度出发，尽可能搜集与研究目的、研究问题、研究过程和研究结果相关的信息，保证研究的顺利开展。治疗者则更多地从咨询伦理出发，以尊重来访者的心理需要为基本前提，在咨询与治疗中多考虑来访者的主人公立场，以人为本，维护咨询的基本场面设置，保证咨询的顺利进行。因此，在由治疗者本人承担的心理咨询与治疗研究中，不可避免地会面临角色冲突。

笔者认为在今后的心理咨询与治疗研究中，治疗者/研究者可以考虑从以下几个方面来降低角色冲突，保证研究和治疗的顺利进行。

首先，在心理咨询与治疗研究开始之前，研究者要对即将实施的研究目的和问题有全面和深入的思考，制订详细的研究计划，即便是进行纯质性的研究，也需要对研究过程中可能出现的各种情况有比较充分的思想准备。前期的准备工作可以通过广泛阅读相关研究和文献，总结前人研究的经验，提高自己临场应对的能力。对自己的研究越熟悉，在面临角色转换时越能自如。

其次，在咨询与治疗的过程中，要学会借助多种媒体的辅助作用。在征得来访者同意的前提下，可以考虑使用录音、录影等设备将整个治疗过程予以记录。这样研究者就可以以治疗者的身份进行心理咨询与治疗，之后再以研究者的身份分析咨询与治疗的过程。如果条件不允许，那么研究者可以根据前人经验以及研究目的将治疗过程中可能出现的情景拆分成小单元，提高过程记录的效率。在每次治疗结束后，及时总结和整理，不仅包括过程中来访者的各种信息还包括治疗者本人的反思和感受。

最后，在整个研究实施的过程中，研究者最好能有团队支持或督导。心理咨询与治疗通常是一个复杂而漫长的过程，治疗者在其中可能遇到各种各样的挑战和问题，来自团队或督导的支持可以让治疗者在整个过程中获得持续的力量，保持客观、冷静的头脑。此外，研究的开展也需要来自第三者的协助，不仅能够帮助研究者缓解角色冲突带来的心理压力，也能提高心理咨询与治疗研究的客观性，避免主试效应带来的影响。

第四节　研究结论

本研究使用量化和质性相结合的研究方法，探讨了自我因素、家庭因素以及创伤因素对亚临床强迫症状的影响作用，并通过对强迫症状大学生以及普通大学生初始箱庭作品的考察，获得了亚临床强迫症的箱庭作品特征。在此基础上，采用个案研究法对亚临床强迫症大学生进行箱庭治疗，考察箱庭疗法对亚临床强迫症的治疗效果和过程，主要获得以下结论：

1. 大学生强迫症状总分、思维失控感和检查两个维度的得分处在中等程度，污染和行为失控感两个维度得分处在轻度。男女生在问卷总分上不存在显著差异，在检查维度男生显著高于女生，在污染维度女生显著高于男生。

2. 自我与经验的不一致是影响强迫症状最重要的因素。对强迫症状起作用的依次是自我和谐、创伤经历和家庭环境。

3. 家庭环境的不同因素对强迫症状影响不同：家庭系统支持维度对强迫症状总分、污染、检查影响显著，家庭关系维度对行为失控感影响显著，在家庭个人成长维度中，娱乐性、成功性、独立性三个方面对检查、思维失控感影响显著。

4. 童年期创伤性经历对强迫症状的发生发展有显著影响：情感虐待和身体忽视对强迫症状总分、思维失控感和检查影响显著，情感忽视对行为失控感和检查影响显著，身体虐待对强迫症状总分、污染和行为失控感影响显著，性虐待对行为失控感影响显著。

5. 亚临床强迫症个体的箱庭作品呈现如下特征：箱庭玩具使用数量和种类较少，多呈现出贫乏或无组织的箱庭场景；箱庭作品多呈现"自我探索"的主题，强调对自我内心世界的反思；在箱庭作品中很少触碰和使用沙子进行建构；箱庭制作时间非常短，箱庭制作和体验的过程不够投入。

6. 个案的箱庭治疗经历了问题呈现—生活再体验—自我探索—解决成长四个阶段。经过箱庭治疗后，个案的自我矛盾感降低，对自我的认识更加客观、理性和接纳。

7. 箱庭疗法在应用于亚临床强迫症的治疗机制体现在：沙子、玩具以及象征性表达降低了个案的心理防御，为个案深层自我觉察和沟通意识与无意识创造了条件；非评价、非比较和非指导的治疗原则可以有效处理个案的情绪体验、降低治疗阻抗；箱庭的制作、体验联结亚临床强迫症个体的过去、现在和未来，为个案提供了与自我对话和探索的机会；帮助处理未解决的创伤体验，实现自我的统一。

附　　录

Padua 量表（Padua Inventory，PI）修订后

	以下条目涉及在日常生活中可能发生的一些想法和行为，这些思想或行为也许会引起您不同程度的困扰，请在每一个条目后勾出五项选择中最符合您个人情况的那一项。	对您的影响程度				
		没有	轻度	中度	重度	极重
3	当我获知某件物品已被陌生人或某人触摸过时，我发现自己很难去碰那件物品了。	○	○	○	○	○
4	我发现自己很难去接触垃圾桶或者脏东西。	○	○	○	○	○
5	因为害怕疾病和污染物，我避免使用公厕。	○	○	○	○	○
6	因为害怕传染疾病，我避免使用公用电话。	○	○	○	○	○
7	我洗手的次数和时间比必要的更多一些。	○	○	○	○	○
8	我有时仅因为觉得自己可能脏了或被污染了而不得不清洗或弄干净自己。	○	○	○	○	○
10	如果一只动物碰了我，我会感到脏并且立刻去清洗自己或换衣服。	○	○	○	○	○
19	我往往不停地检查东西，次数超过所必要的。	○	○	○	○	○
20	在我关上煤气、水龙头和电灯开关之后，我要反复检查好多遍。	○	○	○	○	○
21	我返回家检查门、窗、橱柜等，以确认它们已被关好。	○	○	○	○	○
28	我有种感觉，自己永远不能够将事情表达清楚，特别是在谈论那些与我有关的重要事情时。	○	○	○	○	○
29	在很仔细地做了某事以后，我仍然感到自己可能做得很糟或者没有完成它。	○	○	○	○	○
32	当我开始思考某些事情的时候，我对它们感到困惑。	○	○	○	○	○
33	不愉快的想法违背我的意愿进入我的脑中，而我无法摆脱他们。	○	○	○	○	○

	以下条目涉及在日常生活中可能发生的一些想法和行为，这些思想或行为也许会引起您不同程度的困扰，请在每一个条目后勾出五项选择中最符合您个人情况的那一项。	对您的影响程度				
		没有	轻度	中度	重度	极重
35	我的脑子常常不听我的使唤，并且我发现自己很难注意发生在我周围的事情。	○	○	○	○	○
42	阅读时，我感到自己遗漏了某些重要的细节必须返回重读该段落至少两三次。	○	○	○	○	○
47	当我看到一辆火车驶近的时候，我有时想卧轨。	○	○	○	○	○
49	当驾驶的时候，我有时有要撞某人或某物的冲动。	○	○	○	○	○
54	我有时有盗窃他人财物的冲动，即使它们对于我毫无用处。	○	○	○	○	○
55	我有时几乎无法抑制地想要在超市偷东西。	○	○	○	○	○
56	我有时有一种冲动要伤害无防卫能力的孩子或者动物。	○	○	○	○	○

童年期创伤性经历问卷 （Childhood trauma questionnaire-28 short form） 修订后

本问卷调查的是你儿童期（16 岁以前）的成长经历。请根据你的体会在每道问题后面最适合你情况的数字上打"√"。这些问卷是保密的，所以对那些涉及你个人隐私的问题也请你如实作答。谢谢你的合作。

在我成长的过程中下属情况出现的频率：	从不	偶尔	有时	常常	总是
1. 我吃不饱。	1	2	3	4	5
3. 家里有人喊我"笨蛋""懒虫"或"丑八怪"等。	1	2	3	4	5
4. 父母过于酗酒或挥霍浪费，以致不能照顾家庭。	1	2	3	4	5
6. 我不得不穿脏衣服。	1	2	3	4	5
7. 我感到家里人爱我。	1	2	3	4	5
8. 我觉得父母希望从来没有生过我。	1	2	3	4	5
9. 家里有人把我打伤的很重，不得不去医院。	1	2	3	4	5
11. 家里有人打的我鼻青脸肿或伤痕累累。	1	2	3	4	5
12. 家里有人用皮带、绳子、木板或其他硬东西惩罚我。	1	2	3	4	5
13. 家里人彼此互相关心。	1	2	3	4	5
14. 家里有人向我说过刻薄或侮辱性的话。	1	2	3	4	5
15. 我觉得我受到了躯体虐待。	1	2	3	4	5

续表

在我成长的过程中下属情况出现的频率：	从不	偶尔	有时	常常	总是
17. 我被打得很重，引起了老师、邻居或医生等人的注意	1	2	3	4	5
19. 家里人关系很亲密。	1	2	3	4	5
20. 有人试图以性的方式触摸我或让我触摸他。	1	2	3	4	5
21. 有人威逼或引诱我同他做性方面的事。	1	2	3	4	5
23. 有人试图让我做或看性方面的事。	1	2	3	4	5
24. 有人猥亵我。	1	2	3	4	5
27. 我认为我受到了性虐待。	1	2	3	4	5
28. 家是我力量和支持的源泉。	1	2	3	4	5

自我和谐量表（Self Consistency and Congruence Scale）

	下面是一些有关个人对自己的看法的陈述。选择时，请你看清楚每一句话的意思。然后圈选一个数字已表示这句话与您现在对自己的看法的符合程度	1 "完全不符合"；2 "较不符合"；3 "不确定"；4 "比较符合"；5 "完全符合"			
1	我周围的人往往觉得我对自己的看法有些矛盾。	1	2	3	4	5
2	有时我会对自己在某些方面的表现不满意。	1	2	3	4	5
3	每当遇到困难，我总是先分析造成困难的原因。	1	2	3	4	5
4	我很难恰当的表达我对别人的情感反应。	1	2	3	4	5
5	我对很多事情都有自己的观点，但我并不要求别人也和我一样。	1	2	3	4	5
6	我一旦形成对事物的看法就不会再改变。	1	2	3	4	5
7	我经常对自己的行为不满意。	1	2	3	4	5
8	尽管有些时候得做一些不愿意的事，但我基本上是按自己愿望办事的。	1	2	3	4	5
9	一件事好就是好，不好就不好，没什么可以含糊的。	1	2	3	4	5
10	如果我在某件事上不顺利，我就往往会怀疑自己的能力。	1	2	3	4	5
11	我至少有几个知心的朋友。	1	2	3	4	5
12	我觉得我所做的很多事情都是并不应该的。	1	2	3	4	5
13	不论别人怎么说，我的观点决不改变。	1	2	3	4	5
14	别人常常误解我对他们的好恶。	1	2	3	4	5
15	很多情况下我不得不对自己的能力表示怀疑。	1	2	3	4	5
16	我的朋友中有与我截然不同的人，但这并不影响我们的友谊。	1	2	3	4	5

续表

下面是一些有关个人对自己的看法的陈述。选择时，请你看清楚每一句话的意思。然后圈选一个数字已表示这句话与您现在对自己的看法的符合程度	1 "完全不符合"；2 "较不符合"；3 "不确定"；4 "比较符合"；5 "完全符合"				
17	与别人交往过多，容易暴露自己的隐私。	1	2	3	4	5
18	我很了解自己对周围人的情感。	1	2	3	4	5
19	我觉得自己目前处境与我的要求相距甚远。	1	2	3	4	5
20	我很少去想自己所做的事是否应该。	1	2	3	4	5
21	我所遇到的很多问题都无法自己解决。	1	2	3	4	5
22	我很清楚自己是什么样的人。	1	2	3	4	5
23	我能够很自如地表达我要表达的意思。	1	2	3	4	5
24	有了足够的证据，我也可以改变自己的观点。	1	2	3	4	5
25	我很少考虑自己是什么样的人。	1	2	3	4	5
26	把心里话告诉别人不仅得不到帮助，还可能招致麻烦。	1	2	3	4	5
27	在遇到问题时，我觉得别人总离我很远。	1	2	3	4	5
28	我觉得自己很难发挥出自己应有的水平。	1	2	3	4	5
29	我很担心自己的所作所为会引起周围人的误解。	1	2	3	4	5
30	如果我发现自己在某些方面表现不佳，总希望尽快弥补。	1	2	3	4	5
31	每个人都在忙自己的事情，很难与他们沟通。	1	2	3	4	5
32	我认为能力再强的人也会遇到难题。	1	2	3	4	5
33	我经常感觉到自己是孤立无援的。	1	2	3	4	5
34	一旦遇到麻烦，无论怎样做都无济于事。	1	2	3	4	5
35	我总能清楚地了解自己的感受。	1	2	3	4	5

家庭环境量表中文版（Family Environment Scale，FES-CV）

以下有一些关于家庭情况的问题，请您仔细阅读，并在符合您家庭情况的答案上进行选择，如果有些问题对大部分家庭成员符合，就选择"是"，如果大部分不符合，就选择"否"。

1. 我们家庭成员总是相互给予最大的帮助和支持。　　是　　否

2. 家庭成员总是把自己的情感藏在心里不向其他家庭成员透露。　　是　　否

3. 家中经常吵架。　　是　　否

4. 在家中我们很少自己单独活动。　　是　　否

5. 家庭成员无论做什么事情都尽力而为的。　　是　　否

6. 我们家经常谈论政治和社会问题。　　是　　否

7. 大多数周末和晚上家庭成员都是在家中度过，而不外出参加社交或娱乐活动。　　是　　否

8. 我们都认为不管有多大的困难，子女应该首先满足老人的各种需求。　　是　　否

9. 家中较大的活动都是经过仔细安排的。　　是　　否

10. 家里人很少强求其他家庭成员遵守家规。　　是　　否

11. 在家里我们感到很无聊。　　是　　否

12. 在家里我们想说什么就可以说什么。　　是　　否

13. 家庭成员彼此之间很少公开发怒。　　是　　否

14. 我们都非常鼓励家里人具有独立精神。　　是　　否

15. 为了有好的前途，家庭成员都花了几乎所有的精力。　　是　　否

16. 我们很少外出听讲座，看戏或去博物馆以及看展览。　　是　　否

17. 家庭成员常外出到朋友家去玩并在一起吃饭。　　是　　否

18. 家庭成员都认为做事应顺应社会风气。　　是　　否

19. 一般来说，我们大家都注意把家收拾得井井有条。　　是　　否

20. 家中很少有固定的生活规律和家规。　　是　　否

21. 家庭成员愿意花很大的精力做家里的事。　　是　　否

22. 在家中诉苦很容易使家人厌烦。　　是　　否

23. 有时候家庭成员发怒时摔东西。　　是　　否

24. 家庭成员都独立思考问题。　　是　　否

25. 家庭成员都认为使生活水平提高比其他任何事情都
重要。　　　　　　　　　　　　　　　　　　　　　是　　否

26. 我们都认为学会新的知识比其他任何事情都重要。　是　　否

27. 家中没人参加各种体育活动。　　　　　　　　　　是　　否

28. 家庭成员在生活上经常帮助周围的老年人和残疾人。　是　　否

29. 在我们家，当需要用某些东西时却常常找不到。　　是　　否

30. 在我们家吃饭和睡觉的时间都是一成不变的。　　　是　　否

31. 在我们家，有一种和谐一致的气氛。　　　　　　　是　　否

32. 家中每个人都可以诉说自己的困难和烦恼。　　　　是　　否

33. 家庭成员之间很少发脾气。　　　　　　　　　　　是　　否

34. 我们家的每个人出入是完全自由的。　　　　　　　是　　否

35. 我们都相信在任何情况下竞争是好事。　　　　　　是　　否

36. 我们对文化活动不那么感兴趣。　　　　　　　　　是　　否

37. 我们常看电影或体育比赛，外出郊游等。　　　　　是　　否

38. 我们认为行贿是一种可以接受的现象。　　　　　　是　　否

39. 在我们家很重视做事要准时。　　　　　　　　　　是　　否

40. 我们家做任何事都有固定的方式。　　　　　　　　是　　否

41. 家里有事时，很少有人自愿去做。　　　　　　　　是　　否

42. 家庭成员经常公开表达相互之间的感情。　　　　　是　　否

43. 家庭成员之间经常互相责备和批评。　　　　　　　是　　否

44. 家庭成员做事很少考虑家里其他人的意见。　　　　是　　否

45. 我们总是不断反省自己，强迫自己尽力把事情做得
一次比一次好。　　　　　　　　　　　　　　　　　是　　否

46. 我们很少讨论有关科技知识方面的问题。　　　　　是　　否

47. 我们家每个人都对1—2项娱乐活动特别感兴趣。　是　　否

48. 我们认为无论怎么样，晚辈都应该接受长辈的劝导。　是　　否

49. 我们家的人常常改变他们的计划。　　　　　　　　是　　否

50. 我们家非常强调要遵守固定的生活规律和家规。　　是　　否

51. 家庭成员都总是衷心地相互支持。　　　　　　　　是　　否

52. 如果在家里说出对家事的不满，会有人觉得不舒服。　是　　否

53. 家庭成员有时相互打架。　　　　　　　　　　　　是　　否

54. 家庭成员有依赖家人的帮助去解决他们遇到的困难。　是　　否

55. 家庭成员不太关心职务升迁、学习成绩等问题。　　是　否

56. 家中有人玩乐器。　　是　否

57. 家庭成员除工作学习外，不常进行娱乐活动。　　是　否

58. 家庭成员都自愿去做公共环境卫生。　　是　否

59. 家庭成员认真地保持自己房间的整洁。　　是　否

60. 家庭成员夜间可以随意外出，不必事先与家人商量。　　是　否

61. 我们家的集体精神很少。　　是　否

62. 我们家可以公开地谈论家里的经济问题。　　是　否

63. 家庭成员的意见产生分歧时，我们一直都回避它以
保持和气。　　是　否

64. 家庭成员希望家里人独立解决问题。　　是　否

65. 我们家的人对获得成就并不那么积极。　　是　否

66. 家庭成员常去图书馆。　　是　否

67. 家庭成员有时按个人爱好或兴趣参加娱乐性学习。　　是　否

68. 家庭成员都认为要死守道德教条去办事。　　是　否

69. 在我们家，每个人的分工是明确的。　　是　否

70. 在我们家，没有严格的规则来约束我们。　　是　否

71. 家庭成员彼此之间一直都合得来。　　是　否

72. 家庭成员之间讲话时都很注意避免伤害对方的感情。　　是　否

73. 家庭成员常彼此想胜过对方。　　是　否

74. 如果家庭成员经常独自活动，会伤家里其他人的感情。　　是　否

75. 先工作后享受是我们家的老习惯。　　是　否

76. 在我们家看电视比读书更重要。　　是　否

77. 家庭成员常在业余时间参加家庭以外的社交活动。　　是　否

78. 我们认为无论怎么样，离婚是不道德的。　　是　否

79. 我们家花钱没有计划。　　是　否

80. 我们家的生活规律或家规是不能改变的。　　是　否

81. 家庭的每个成员都一直得到充分的关心。　　是　否

82. 我们家经常自发地讨论家人很敏感的问题。　　是　否

83. 家人有矛盾时，有时会大声争吵。　　是　否

84. 在我们家确实鼓励成员自由活动。　　是　否

85. 家庭成员常常与别人比较，看谁的工作学习好。　　是　否

86. 家庭成员很喜欢音乐、艺术和文学。　　　　是　　否

87. 我们娱乐活动的主要方式是看电视、听广播而不是
外出活动。　　　　　　　　　　　　　　　　是　　否

88. 我们认为提高家里的生活水平比严守道德标准还要
重要。　　　　　　　　　　　　　　　　　　是　　否

89. 我们家饭后必须立即有人去洗碗。　　　　　是　　否

90. 在家里违反家规者会受到严厉的批评。　　　是　　否

研究二访谈提纲

个人基本信息：

编号：　　　　性别：　　　年级：　　　家中成员：　　　排行：

访谈提纲：

生活中有没有总是不能停止地思考或做某些事情？有没有因此影响了
学习或生活？

能简单描述一下你的家庭环境吗？父母从小对你的教育方式是什么
样的？

每当回忆过去的时候，有没有令你特别难以忘记的伤心事情，可以简
单说说吗？

你怎么样看待现在的自己？你对自己满意吗？你觉得还有哪些需要改进的地方？

箱庭制作记录表

个案基本信息 姓名：　　性别：　　咨询时间： 箱庭制作时间：　　谈话时间：	箱庭制作图
箱庭主题	
箱庭场景	
自我像的数量和类型	

玩具摆放的顺序和数量

沙的使用方式

箱庭制作后的谈话

参 考 文 献

1. Abramowitz, J. S. , *Effectiveness of psychological and pharmacological treatments for obsessive-compulsive disorder: a quantitative review*, Journal of Consulting and Clinical Psychology, 1997, pp. 44 – 52.

2. Abramowitz, J. S. , *"Does cognitive-behavioral therapy cure obsessive-compulsive disorder?" A meta-analytic evaluation of clinical significance*, Behavior Therapy, 1998, pp. 339 – 355.

3. Anita Bryńska, Tomasz Wola' nczyk, *Epidemiology and phenomenology of obsessive-compulsive disorder in non-referred young adolescents A Polish perspective*, Eur Child Adolesc Psychiatry 2005, (14), pp. 319 – 327.

4. Ayse Aycicegi, Catherine L. Harris, WayneM. Dinn, *Parenting Style and Obsessive-Compulsive Symptoms and Personality Traits in a Student Sample*, Clinical Psychology and Psychotherapy, 2002, pp. 406 – 417.

5. Barth F. D. , *Obsessional thinking as "paradoxical action"*, Bull Menninger Clin, 1990, pp. 499 – 511.

6. Barbara Van Noppen, *Multifamily Behavioral Treatment for Obsesive-Compulsive Disorder: A Step-by-Step Model*, Brief Treatment and Crisis Intervention, 2002, pp. 107 – 122.

7. Barrett, P. M. , Rapee, R. M. , Dadds, M. M. , & Ryan, S. M. , *Family enhancement of cognitive style in anxious and aggressive children: Threat bias and the FEAR effect*, Journal of Abnormal Child Psychology, 1996, pp. 187 – 203.

8. Braga D. T. , Cordioli AV, Niederauer K, Manfro GG. , *Cognitivebehavioral group therapy for obsessive – compulsive disorder: a 1-year follow-up*, Acta Psychiatr Scand, 2005, pp. 180 – 186.

9. Berrios G. E. The History of Mental Symptoms: Descriptive Psychopathology Since the Nineteenth Century [M]. Cambridge, UK, Cambridge University Press, 1996.

10. Bhar, S., Kyrios, M., *An investigation of self-ambivalence in Obsessive-Compulsive Disorder*, Behaviour Research and Therapy, 2007, pp. 1845 – 1857.

11. Blatt, S. J., *Levels of Object Representation in Anaclitic and Introjective Depression*, Psychoanalytic Study of the Child, 1974, pp. 107 – 157.

12. Blatt, S. J., & Shichman, S., *Two primary configurations of psychopathology*, Psychoanalysis and Contemporary Thought, 1983, (6): pp. 187 – 254.

13. Blatt, S. J., Auerbach, J. S., & Levy, K. N., *Mental representations in personality development, psychopathology, and the therapeutic process*, Review of General Psychology, 1997, pp. 351 – 374.

14. Bernadette Cullen, M. B. Bch, MRCPsych et al., *DEMOGRAPHIC AND CLINICAL CHARACTERISTICS ASSOCIATED WITH TREATMENT STATUS IN FAMILY MEMBERS WITH OBSESSIVE-COMPULSIVE DISORDER*. DEPRESSION AND ANXIETY, 2008, pp. 218 – 224.

15. CarolM. Woods, Randy O. Frost, Gail Steketee, *Obsessive Compulsive (OC) Symptoms and Subjective Severity, Probability, and Coping Ability Estimations of Future Negative Events*, Clinical Psychology and Psychotherapy. 2002, pp. 104 – 111.

16. Carol A. Mathews et al., *Childhood trauma and obsessive-compulsive symptoms*, Depression and Anxiety, 2008, p. 742 – 751.

17. Clark, D. A., *Cognitive-Behavioral Therapy for OCD*, New York: Guilford Press, 2004.

18. Christine Lochner et al., *CHILDHOOD TRAUMA IN OBSESSIVE-COMPULSIVE DISORDER, TRICHOTILLOMANIA, AND CONTROLS*, DEPRESSION AND ANXIETY, 2002, pp. 66 – 68.

19. Crino R., Slade T., Andrews G.: *The changing prevalence and severity of obsessive-compulsive disorder criteria from DSM-III to DSM-IV*, Am J Psychiatry 2005, pp. 876 – 882.

20. Crum, R. M. & ANTHONY, J. C., *Cocaine use and other suspected risk factors of obsessive-compulsive disorder*: *a prospective study with data from the Epidemiologic Catchment Areas surveys*, Drug and Alcohol Dependence, 1993, pp. 281 – 295.

21. Coryell, W., *Obsessive-compulsive disorder and primary unipolar depression*, Journal of Nervous and Mental Disease, 1981, pp. 220 – 224.

22. Cooper, J., *the Leyton Obsessional Inventory*, Psychological Medicine, 1970, pp. 46 – 48.

23. Campbell, J. D., *Self-esteem and clarity of the self-concept*, Journal of Personality and Social Psychology, 1990, pp. 538 – 549.

24. Chery N. Garmin, *The Role of Cognitions in OCD Treatment*: *Toward Rapprochement*, Cognitions Behavior Therapy, 2005, pp. 193 – 200.

25. David F. Tolin, Carol M. Woods, Jonathan S. Abramowitz, *Relationship Between Obsessive Beliefs and Obsessive – Compulsive Symptoms*, Cognitive Therapy and Research, 2003, pp. 657 – 669.

26. Denise Gimenez Ramos, *Reinalda Melo da Matta. Sandplay therapy*: *A Method For Data Analysis*, Journal of Sandplay Therapy, 2008, pp. 93 – 115.

27. Dinn, W. M., Harris, C. L., Raynard, R. C., *Posttraumatic obsessive compulsive disorder*: *A threefactor model*, Psychiatry: Interpersonal and Biological Processes, 1999, pp. 313 – 324.

28. Dupont, R., Rice, D., Shiraki, S., Rowland, C., *Pharmacoeconomics*: *Economic costs of obsessive-compulsive disorder*, Medical Interface, 1995, pp. 102 – 109.

29. Doron, D., Kyrios, M., *Obsessive-compulsive disorder*: *A review of possible specific internal representations within a broader cognitive theory*, Clinical Psychology Review, 2005, pp. 415 – 432.

30. EATON, W. W., KRAMER, M., ANTHONY, J. C., DRYMAN, A., SHAPIRO, S. LOCKE, B. Z., *The incidence of specific DIS/DSM-III mental disorders*, Acta Psychiatrica Scandinavica, 1989, pp. 163 – 178.

31. Eenichel, O., *The psychoanalytic theory of neurosis*, New York: W. W. Norton & Company, 1945.

32. Elliott D. M. *Traumatic events*: *Prevalence and delayed recall in the general population*, Consult Clin Psychol, 1997, pp. 811 - 820.

33. Emmelkamp, P. M. G. , DeLange, I. , *Spouse involvement in the treatment of obsessive-compulsive patients*, Behaviour Research and Therapy, 1983, pp. 341 - 346.

34. Emmelkamp, P. M. G. , Beens, H. , *Cognitive therapy with obsessive-compulsive disorder*: *A comparative evaluation*, Behaviour, Research and Therapy, 1991, pp. 293 - 300.

35. Eric A. Storch , Lisa J. Merlo, Heather Lehmkuhl, Gary R. Geffken, Marni Jacob, Emily Ricketts, Tanya K. Murphy, Wayne K. Goodman. *Cognitive-behavioral therapy for obsessive - compulsive disorder*: *A non-randomized comparison of intensive and weekly approaches*, Journal of Anxiety Disorders, 2008, pp. 1146 - 1158.

36. Flament MF, Whitaker A, Rapoport JL, Davies M, Zeremba-Berg C, Kalikow K, Sceery W, Shaffer D. , *Obsessive-compulsive disorder in adolescence An epidemiological study*, Am Acad Child Adolesc Psychiatry, 1988, pp. 764 - 771.

37. Fisher, P. L. , & Wells, A. , *Metacognitive therapy for obsessive-compulsive disorder*: *a case series*, Journal of Behavior Therapy and Experimental Psychiatry, 2008, pp. 117 - 132.

38. Frost, R. O. , Steketee, C, Cobn, L. , Griess. K. , *Personality traits in subclinical and non-obsessive-compulsive volunteers and their parents*, Behavioral Research ami Therapy. 1994, pp. 47 - 56.

39. Freud, S. , Notes upon a case of obsessional neurosis. In J. Strachey (Ed. &C Transl.), *The standard edition of the complete psychological works of Sigmund Freud*, London: Hogarth Press, Vol. 10, 1955 (Original work published 1909).

40. FREUD, A. , *Obsessional neurosis*: *a summary of psycho-analytic views as presented at the Congress*, International Journal of Psycho-Analysis, 1966, pp. 116 - 122.

41. Foa, E. B. , Steketee, G. S. , & Ozarow, B. J. , Behavior therapy with obsessive-compulsives: from theory to treatment. In M. Mavissakalian S.

M. Turner & L. Michelson （Eds）, Obsessive-Compulsive Disorder: *Psychological and Pharmacological Treatment*, New York, Plenum Press, 1985: pp. 49 – 129.

42. Foa EB, Kozak MJ, Goodman WK, Hollander E, Jenike MA, Rasmussen SA, *DSM-IV field trial: obsessivecompulsive disorder*, Am J Psychiatry 1995, pp. 90 – 96.

43. Foa E. B, Kozak MJ, Salkovshis P M, Coles M E, Amir N. , *The validation of a new obsessive compulsive disorder scale: The Obsessive Compulsive Inventory （OCI）*, Psychological Assessment, 1998, （3）: pp. 206 – 214.

44. Fonagy, P. , Roth, A. , Higgitt, A. , *The outcome of psychodynamic therapy for psychological disorders*, Clinical Neuroscience Research, 2005, pp. 367 – 377.

45. Gabbard, G. O. , *Psychoanalytically Informed Approaches to the treatment of Obsessive-Compulsive Disorder*, Psychoanalytic Inquiry, 2001, pp. 208 – 221.

46. Gershunny, B. S. , & Sher, K. J. , *Compulsive checking and anxiety in a nonclinical sample: Differences in cognition, behavior, personality, and affect*, Journal of Psychopathotogy Behavior Assessment, 1995, pp. 19 – 38.

47. Glen O. Gabbard, *Psychoanalytically Informed Approaches to the Treatment of Obsessive-Compulsive Disorder*, Psychoanalytic Inquiry: A Topical Journal for Mental Health Professionals, 2001, pp. 208 – 221.

48. Gibbs, N. A. , *Nonclinical populations in research on obsessive-compulsive disorder: A critical review*, Clinical Psychology Review, 1996, pp. 729 – 773.

49. Goodman, W. K. , Price, L. H. , Rasmussen, S. A. , Mazure, C. , Fleischmann, R. L. Hill, C. L. , *The Yale-Brown Obsessive Compulsive Scale: development, use and reliability*, Archives of General Psychiatry, 1989, pp. 1006 – 1011.

50. Grimshaw, L. , *Obsessional disorder and neurological illness*, Journal of Neurology, Neurosurgery and Psychiatry, 1964, pp. 229 – 231.

51. Guidano, V. F. , *Complexity of the self: A developmental approach to psychopathology and therapy*, New York: The Guilford Press, 1987.

52. Guidano, V. F., Liotti, G., *Cognitive processes and emotional disorders: A structural approach to psychotherapy*, New York: The Guilford Press, 1983.

53. Hafner, R. J., Miller, R. J., *Obsessive-compulsive disorder: an exploration of some unresolved clinical issues*, Australian and New Zealand Journal of Psychiatry, 1990, pp. 480 – 485.

54. Hamilton Fairfax, *The Use of Mindfulness in Obsessive Compulsive Disorder: Suggestions for Its Application and Integration in Existing Treatment*, Clinical Psychology and Psychotherapy 2008, pp. 53 – 59.

55. HaZen C, Shaver P. Romanticlovecon cePtualized as an attachment Process [J]. Journal of Persoalnity and Social Pscyhology, 1987, (52): pp. 511 – 524.

56. Henin, A., & Kendall, P. C., *Obsessive-compulsive disorder in childhood and adolescence*, Advances in Clinical Child Psychology, 1997, pp. 75 – 131.

57. Hollingsworth, C. E., Tanguay, P. E., Grossman, L. Pabst, P., *Long-term outcome of obsessive-compulsive disorder in childhood*, Journal of the American Academy of Child and Adolescent Psychiatry, 1980, pp. 134 – 144.

58. Hollander, E., Stein, D., Kwon, J., Rowland, C., Wong, C., Broatch, J., Himelein, C., *Psychosocial function and economic costs of obsessive-compulsive disorder*, CNS Spectrums, 1998, pp. 48 – 58.

59. Hoover, C. F., & Insel, T. R., *Families of origin in obsessive-compulsive disorder*, Journal of Nervous and Mental Disease, 1984, pp. 207 – 215.

60. I Heyman, D Mataix-Cols, N A Fineberg, *Clinical review: Obsessive-compulsive disorder*, British Medicine Journal, 2006, pp. 424 – 429.

61. Ingram, I. M., *Obsessional illness in mental hospital patients*, Journal of Mental Science, 1961, pp. 382 – 402.

62. Janet, P., Obsessions Psychasthenie, Paris: Bailliere, 1903.

63. John O. Connor, *The dynamics of protection and exposure in the development of obsessive-compulsive disorder*, Psychoanalytic Psychology, 2007, pp. 464 – 474.

64. Jonathan S Abramowitz, *The Psychological Treatment of Obsessive-compulsive Disorder*, Can J Psychiatry, 2006, pp. 407 – 416.

65. Jonathan S. Abramowitz, Steven Taylor Dean McKay, *Potentials and Limitations of Cognitive Treatments for Obsessive-Compulsive Disorder*, Cognitive Behaviour Therapy, 2005, pp. 140 – 147.

66. Karno, M., Golding, J. M., Sorenson, S. B. Burnam, M. A., *The epidemiology of obsessive-compulsive disorder in five US communities*, Archives of General Psychiatry, 1988, pp. 1094 – 1099.

67. Karno, M., Golding, J. M., *Obsessive compulsive disorder. In L. N. Robins & D. A. Regier (Eds), Psychiatric disorders in America*, New York: Free Press, 1991, pp. 204 – 219.

68. Kayton, L. & Borge, G. F., *Birth order and the obsessive-compulsive character*, Archives of General Psychiatry, 1967, pp. 751 – 754.

69. Kieron O' Connor, Frederick Aardema, *Self Themes in Obsessive-Compulsive Disorder*, Journal of Cognitive Psychotherapy: An International Quarterly, 2007, (3): pp. 179 – 181.

70. Kernberg, O., *Object-relations theory and clinical psychoanalysis*, New York: Jason Aronson, 1984.

71. Keith D. Renshaw, Gail Steketee, Dianne L. Chambless, *Involving Family Members in the Treatment of OCD*, Cognitive Behaviour Therapy 2005, pp. 164 – 175.

72. Kempe PT, van Oppen P, de Haan E, Twisk JWR, Sluis A, Smit JH, van Dyck R, van Balkom AJLM, *Predictors of course in obsessive-compulsive disorder: logistic regression versus Cox regression for recurrent events*, Acta Psychiatr Scand, 2007, pp. 201 – 210.

73. KHANNA, S. CHANNABASAVANNA, S. M., *Birth order in obsessive-compulsive disorder*, Psychiatry Research, 1987, pp. 349 – 354.

74. Kobak, K. A., Greist, J. H., Jefferson, J. W., Katzelnick, D. J., Henk, H. J., *Behavioral versus pharmacological treatments of obsessive compulsive disorder: a meta-analysis*, Psychopharmacology, 1998, pp. 205 – 216.

75. K. O'Connor, M. H. Freeston, D. Gareau, Y. Careau, M. J. Dufour,

F. Aardema, C. Todorov, *Group Versus Individual Treatment in Obsessions without Compulsions*, Clinical Psychology and Psychotherapy Clin. Psychol. Psychother. 2005, pp. 87 –96.

76. Kolada, J. L. , Bland, R. C. Newwan, S. C. (1994), *Obsessive-compulsive disorder*, Acta Psychiatrica Scandinavica, 1994, pp. 24 –35.

77. Koran, L. , Thieneman, M. , Davenport, R. , *Quality of life for patients with obsessive-compulsive disorder*, American journal of Psychiatry, 1996, pp. 783 –788.

78. KRINGLEN, E. , *Obsessional neurotics*, British Journal of Psychiatry, 1965, pp. 709 –722.

79. KRINGLEN, E. , *Natural history of obsessional neurosis*, Seminars in Psychiatry, 1970, pp. 403 –419.

80. Krohne, H. W. , *Parental childrearing and anxiety development. In K. Hurrelmann, & F. Loesel (Eds)*, *Health hazards in adolescence*, Berlin: Walter De Gruyter, 1990, pp. 115 –130.

81. Laura J. Summerfeldt, *Understanding and Treating Incompleteness in Obsessive-Compulsive Disorder*, JCLP/In Session, 2004, pp. 1155 –1168.

82. Lewis, A. , *Problems of obsessional illness*, Proceedings of the Royal Society of Medicine, 1936, pp. 13 –24.

83. Leonard, H. L. , Lenane, M. C. , Swedo, S. E. , Rettew, D. C. , Gershon, E. S. Rapoport, J. L. , *Tics and Tourette's disorder: a 2- to 7-year follow-up of 54 obsessive-compulsive children*, American Journal of Psychiatry, 1992, pp. 1244 –1251.

84. Levy, K. N. , Blatt, S. J. , & Shaver, P. R. , *Attachment styles and parental representations*, Journal of Personality and Social Psychology, 1998, pp. 407 –419.

85. Leonardo F. Fontenelle et al. , *History of Trauma and Dissociative Symptoms among Patients with Obsessive-compulsive Disorder and Social Anxiety Disorder*, Psychiatry Q, 2007, pp. 241 –250.

86. Lieberman J. , *Evidence for a biological hypothesis of obsessive-compulsive disorder*, Neuropsychobiology, 1984, pp. 14 –21.

87. LO, W. H. , *A follow-up study of obsessional neurotics in Hong Kong*

Chinese, British Journal of Psychiatry, 1967, (113): 823 – 832.

88. Luc Vandenberghe, *Functional analytic psychotherapy and the treatment of obsessive compulsive disorder*, Counselling Psychology Quarterly, March 2007, pp. 105 – 114.

89. March, J. S., *Cognitive – behavioral psychotherapy for children and adolescents with obsessive – compulsive disorder: A review and recommendations for treatment*, Journal of the American Academy of Child and Adolescent Psychiatry, 1995, pp. 7 – 18.

90. Muris, P., Merckelbach, H., & Clavan, M., *Abnormal and normal compulsions*, Behaviour Research and Therapy, 1997, pp. 249 – 252.

91. Mowrer, O. H., *Learning theory and behavior*, New York: Wiley, 1960.

92. McWilliams, N., *Psychoanalytic Diagnosis: Understanding personality structure in the clinical process*, New York: The Guilford Press, 1994.

93. Mayer-Gross, W., Slater, E. Roth, M., *Clinical psychiatry*, 2nd edn, Baltimore: Williams & Wilkins, 1960.

94. Mataix-Cols, D., Baer, L., Rauch, S. L., Jenike, M. A., *Relation of factor-analyzed symptom dimensions of obsessive-compulsive disorder to personality disorders*, Acta Psychiatrica Scandinavica, 2000, pp. 199 – 202.

95. McGehee, R. H., *Child psychoanalysis and obsessive-compulsive symptoms: The treatment of a ten-year-old hoy*, Journal of the American Psychoanalytic Association, 2005, pp. 213 – 237.

96. McLean, E, Whittal, M., Thordatson, D., Taylor, S., Sochting, 1., Koch, W, et al., *Cognitive versus behavior therapy in the group treatment of obsessive-compulsive disorder*, Journal of Consulting and Clinical Psychology, 2005, pp. 205 – 214.

97. Michael P. Twohig, *The Application of Acceptance and Commitment Therapy to Obsessive-Compulsive Disorder*, Cognitive and Behavioral Practice, 2009 , pp. 18 – 28

98. Neziroglu, F., Anemone, R. & Yaryura-Tobias, J. A., *Onset of obsessive compulsive disorder in pregnancy*, American Journal of Psychiatry, 1992, pp. 947 – 950.

99. Nicole R. Hill, Patricia M. Beamish, *Treatment Outcomes for Obsessive-Compulsive Disorder: A Critical Review*, Journal of Counseling& Development, 2007, pp. 504 – 510.

100. National Institute for Health and Clinical Excellence (NICE) guideness, Obsessive-compulsive disorder: Core interventions in the treatment of obsessive-compulsive disorder and body dysmorphic disorder. Londen: The British Pschological Society &: The Royal College of Psychiatrists. Retrieved from http://www. nice. org. uk/guidance/CG31/guidance/pdf/English, 2006.

101. Noshirvani, H. F. , Kasvikis, Y. , Marks, I. M. , Tsakiris, R. & Monteiro, W. O. , *Gender-divergent aetiological factors in obsessive-compulsive disorder*, British Journal of Psychiatry, 1991, pp. 260 – 263.

102. Obsessive Compulsive Cognitions Working Groupp, *Cognitive assessment of obsessive-compulsive disorder*, Behavior Research and Therapy, 1997, pp. 667 – 681.

103. O'Connor, K. , Aardema, F. , Pelissier, *Beyond reasonable doubt: Reasoning processes in OCD and related disorders*, New York: Wiley, 2005.

104. PAULS, D. L. , ALSOBROOK, J. P. , GOODMAN, W. , RASMUSSEN, S. LECKMAN, J. F. , *A family study of obsessive-compulsive disorder*, American Journal of Psychiatry, 1995, pp. 76 – 84.

105. Pollock, R. A. , Carter, A. S. , *The familial and developmental context of obsessive-compulsive disorder*, Child and Adolescent Psychiatric Clinics of North America, 1999, pp. 461 – 479.

106. Piacentini, J. , Bergman, R. L. , Keller, M. , & McCracken, J. , *Functional impairment in children and adolescents with obsessivecompulsive disorder*, Journal of Child and Adolescent Psychopharmacology, 2003, pp. 61 – 69.

107. Rachman. S. , & de Silva. P. , *Abnormal and normal obsessions*, Behavioral Research and Therapy. 1978, pp. 233 – 248.

108. Rachman, S. J. , *Obstacles to the successful treatment of obsessions. In E. B. Foa & P. M. G. Emmelkamp (Eds), Failures in Behavior Therapy*, New York: Wiley, 1983, pp. 35 – 57.

109. Rachman, S. L Hodgson, J. , *Obsessions and compulsions*, Engle-

wood Cliffs, NJ: Prentice HalL, 1980.

110. Rachman S.. Obsessions, *responsibility and guilt*, Behaviour Research and Therapy, 1993, pp. 149 – 154.

111. Rasmussen, S. A. Eisen, J. L., *The epidemiology and clinical features of obsessive compulsive disorder*, Psychiatric Clinics of North America, 1992, pp. 743 – 758.

112. Rasmussen, S. A. & Tsuang, M. T., *The epidemiology of obsessive compulsive disorder*, Journal of Clinical Psychiatry, 1984, pp. 450 – 457.

113. Rasmussen, S. A., *Genetic studies of obsessivecompulsive disorder*, Annals of Clinical Psychiatry, 1993, pp. 241 – 247.

114. Riddle, M. A., Scahill, L., King, R., Hardin, M. T., Towbin, K. E., Ort, S. I., Leckman, J. F. & Cohen, D. J., *Obsessive compulsive disorder in children and adolescents: phenomenology and family history*, Journal of the American Academy of Child and Adolescent Psychiatry, 1990, pp. 766 – 772.

115. Rice, E., *Reflections on the obsessive-compulsive disorders: A psychodynamic and therapeutic perspective*, Psychoanalytic Review, 2004, pp. 23 – 44.

116. Rudin, E., *Beitrag zur frage der zwangskrankheit insbesondere ihrere hereditaren beziechungen*, Archive fur Psychiatrie und Nervenkrankheiten, 1953, pp. 14 – 54.

117. Robert J. Kohlenberg, Luc Vandenberghe, *Treatment-resistant OCD, inflated responsibility, and the therapeutic relationship: Two case examples*, Psychology and Psychotherapy: Theory, Research and Practice, 2007, pp. 455 – 465

118. Snowdon, J., *Family size and birth order in obsessional neurosis*, Acta Psychiatrica Scandinavica, 1979, pp. 121 – 128.

119. Salkovskis E. M., *Obsessional-compulsive problems: a cognitive behavioural analysis*, Behavior Research Therapy, 1985, pp. 571 – 583.

120. Salkovskis, P., Shafran, R., Rachman, S., Freeston, M. H., *Multiple pathways to inflated responsibility beliefs in obsessional problems: possible origins and implications for therapy and research*, Behaviour Research and

Therapy, 1999, pp. 1055 – 1072.

121. Sharon Gold-Steinberg, and Deirdre Logan, *INTEGRATING PLAY THERAPY IN THE TREATMENT OF CHILDREN WITH OBSESSIVE-COMPUL-SIVE DISORDER.* American Journal of Onhopsychmlry, 1999, pp. 112 – 127.

122. Stanley Rachman, *Self-Constructs in Obsessive-Compulsive Disorder*, Journal of Cognitive Psychotherapy: An International Quarterly, 2007, pp. 257 – 260.

123. Stein. M. B. , Forde, D. R. . Anderson. G. , & Walker. J. R. , *Obsessive-compulsive disorder in the community: An epidemiologic survey with clinical reappraisal*, American Journal of Psychiatry, 1997, pp. 1120 – 1126.

124. Steven Taylor, *Treatment of Obsessive-Compulsive Disorder: Beyond Behavior Therapy*, Cognitive Behavior Therapy, 2005, pp. 129 – 130.

125. Steketee, G. , Pruyn, N. A. , Families of individuals with obsessive-compulsive disorder. In R. P. Swinson, M. M. Antony, S. Rachman, & M. A. Richter (Eds), *Obsessive-Compulsive Disorder: Theory, Research, andTreatment*, New York: Guilford Press, 1998, pp. 120 – 140.

126. Stoll, A. L. , Tohen, M. Baldessarini, R. J. , *Increasing frequency of the diagnosis of obsessive-compulsive disorder*, American Journal of Psychiatry, 1992, pp. 638 – 640.

127. Swedo, S. E. , Rapoport, J. L. , Leonard, H. , Lenane, M. & Cheslow, D. , *Obsessive-compulsive disorder in children and adolescents*, Archives of General Psychiatry, 1989, pp. 335 – 341.

128. Swedo, S. E. , Leoanrd, H. L. , Schapiro, M. B. , Casey, B. J. , Mannheim, G. B. , Lenane, M. C. Rettew, D. C. , *Sydenham's chorea: physical and psychological symptoms of St Vitus Dance*, Pediatrics, 1993, pp. 706 – 713.

129. Templer, D. I. , *The obsessive-compulsive neurosis: review of research findings*, Comprehensive Psychiatry, 1972, pp. 375 – 383.

130. Thomsen, P. H. , *Obsessive-compulsive disorder in children and adolescents*, Acta Psychiatrica Scandinavica, 1993, pp. 212 – 217.

131. Twohig, M. P. , Hayes, S. C. , Masuda, A. , *A preliminary investigation of Acceptance and Commitment Therapy as a treatment for chronic skin*

picking, Behaviour Research and Therapy, 2006, pp. 1513 – 1522.

132. Twohig, M. P. , Moran, D. J. , Hayes, S. C. , "A functional contextual account of Obsessive Compulsive Disorder", In D. W. Woods, & J. Kantor (Eds.), *A modern behavioral analysis of clinical problems*, Reno, NV: Context Press, 2007, pp. 117 – 156.

133. Valleni-Basile, L. A. , Garrison, C. Z. , Jackson, K. L. , Waller, J. L. , Mckeown, R. E. , Addy, C. L. Cuffe, S. P. , *Frequency of obsessive-compulsive disorder in a community sample of young adolescents*, Journal of the American Academy of Child and Adolescent Psychiatry, 1994, pp. 156 – 175.

134. Waters, T. L. , Barrett, P. M. , *The role of the familyin childhood obsessive-compulsive disorder*, Clinical Child and Family Psychology Review, 2000, pp. 173 – 184.

135. Weissman, M. M. , Bland, R. C. , Canino, G. J. , Greenwald, S. , Hwu, H-G. , Kyoon, C. , Newman, S. C. , Oakley-Bromne, M. A. , Rubiostipec, M. , Wickramaratne, P. J. , Witfchen, H-U. Eng-Kung, Y. , *The cross national epidemiology of obsessive compulsive disorder*, Journal of Clinical Psychiatry, 1994, pp. 5 – 10.

136. Welner, A. , Reich, T. , Robins, E. , Fishman, R. Van Doren, T. , *Obsessive-compulsive neurosis: record, follow-up, and family studies. I. Inpatient record study*, Comprehensive Psychiatry, 1976, pp. 527 – 539.

137. Westen, D. , Integrative Psychotherapy: Integrating Psychodynamic and Gognitive-Behavioral Theory and Technique. In G. R. Snyder & R. E. Ingram (Eds.), Handbook of Psychological Change, *Psychotherapy processes & Practices for the 21st Century* [M], New York: John Wiley & Sons, Inc, 2000, pp. 217 – 242.

138. Wells, A. , *Cognitive therapy of anxiety disorders: A practice manual and conceptual guide. Chichester*, UK: John Wiley and Sons, 1997.

139. Wells, A. , *Emotional disorders and metacognitions: Innovative cognitive therapy*, West Sussex, UK: JohnWiley & Sons, 2000.

140. Wells, A. , & King, P. , *Metacognitive therapy for generalized anxiety disorder: an open trial*, Journal of Behavior Therapy and Experimental Psychiatry, 2006, pp. 206 – 212.

141. Whittal, M. L., & Rachman, S., & McLean, P. D., Psychosocial treatment for OGD: Gombining cognitive and behavioral treatment. In G. Simos (Ed.), *CBT: A guide for the practicing clinician* [M], Pacific Press, 2002, pp. 125 – 149.

142. Woodruff, R. & Pitts, F. M., *Monozygotic twins with obsessional illness*, American Journal of Psychiatry, 1964, pp. 1075 – 1080.

143. World Health Organization., *International classification of diseases*, 10*th revision*, Geneva, Switzerland: Author, 1992.

144. Zohar, A. H., Ratzoni, G., Pauls, D. L., Apter, A., Bleich, A., Kron, S., Rappaport, M., Weizman, A. Cohen, D. J., *An epidemiological study of obsessive-compulsive disorder and related disorders in Israeli adolescents*, Journal of the American Academy of Child and Adolescent Psychiatry, 1992, pp. 1057 – 1061.

145. 曹文胜:《强迫障碍与人格障碍共病及相关心理因素的研究》, 硕士学位论文, 山东大学, 2006 年, 第 53 页。

146. 陈仲庚、甘怡群:《人格心理学概要》, 时代文化出版公司 1993 年第 1 版。

147. 陈顺森、徐洁、张日昇:《箱庭疗法缓解初中生考试焦虑的有效性》,《心理科学》2006 年第 5 期, 第 92—97 页。

148. 李晓凤、佘双好:《质性研究方法》, 武汉大学出版社 2006 年版, 第 41—45 页。

149. 刘桥生、蔡太生、朱虹、申自力、罗兴伟:《高中生儿童期心理虐待和忽视经历与自尊的关系》,《中国临床心理学杂志》2009 年第 3 期, 第 357—358 页。

150. 倪俊芝:《强迫行为检查量表的临床初步应用》,《中国心理卫生杂志》2001 年第 4 期, 第 229 页。

151. 孙菲菲、张日昇、徐洁:《对一名受虐男孩的箱庭治疗》,《心理与行为研究》2008 年第 1 期, 第 17—22 页。

152. 王贵山、曾昭祥:《强迫症患者的防御机制、父母教养方式及个性特征的调查分析》,《四川精神卫生》2004 年第 1 期, 第 23—26 页。

153. 王瑶、钱胜、王文霞:《高中生的儿童期心理虐待与忽视、自我和谐和抑郁》，《心理研究》2008 年第 1 期，第 85—88 页。

154. 王彦：《大学生自我和谐与家庭环境、家庭教育相关研究》，硕士学位论文，山东大学，2007 年，第 46 页。

155. 翁洁、林晓静、黄文兰、李乐琴、王东宇：《不同家庭环境的大学生的自我价值感的比较研究》，《福建教育学院学报》2006 年第 7 期，第 50—53 页。

156. 徐勇、张海音：《Yale. Brown 强迫量表中文版的信度和效度》，《上海精神医学》2006 年第 18 卷第 6 期。

157. 徐洁、张日昇：《11 岁选择性缄默症女孩的箱庭治疗个案研究》，《心理科学》2008 年第 1 期，第 126—132 页。

158. 闫俊：《强迫症的自尊和自我和谐研究》，《中国心理卫生杂志》2004 年第 4 期，第 251—253 页。

159. 岳冬梅：《父母教养方式评价量表》，《中国心理卫生杂志》1997 年第 7 期，第 122—129 页。

160. 张华坤、王晓华：《强迫症病理心理机制危险因子研究》，《临床精神医学杂志》2006 年第 3 期，第 135—136 页。

161. 张日昇、陈顺森、寇延：《大学生孤独人群箱庭作品特征研究》，《心理科学》2003 年第 6 期，第 1082—1085 页。

162. 张日昇、徐洁、张雯：《心理咨询与治疗研究中的质性研究》，《心理科学》2008 年第 3 期，第 681—684 页。

163. 张日昇、杜玉春：《攻击性青少年的箱庭作品特征》，《心理科学》2009 年第 1 期，第 213—216 页。

164. 张雯、张日昇、徐洁：《强迫思维女大学生的箱庭疗法个案研究》，《心理科学》2009 年第 4 期，第 886—890 页。

165. 赵岩：《强迫症心理治疗方法综述》，《吉林师范大学学报》（人文社会科学版）2008 年第 5 期，第 47—49 页。

166. 郑会蓉：《强迫症患者童年精神创伤及家庭环境研究》，硕士学位论文，华中师范大学，2006 年，第 24 页。

167. 钟杰等：《Padua 量表在中国大学生人群中的修订》，《中国临床心理学杂志》2006 年第 14 卷第 1 期，第 1—4 页。

后　记

　　书稿已经完成数日，后记却迟迟不能落笔。终于走到这一天，没有曾经想象中如释重负的感觉，更多的是一份沉静和淡然，还有一丝即将离别的伤感。生命的旅途中，我多么庆幸有这样一段难以忘怀的时光，记录了我的努力与汗水，见证了我的进步与成长。五年的光阴在漫漫人生路中也许只是短暂的一段，于我，却是一次珍贵的经历，收获了沉甸甸的喜悦与幸福。本书是结束也是开始，有太多的遗憾留在了最后一个句号里，也正因为此，有了继续前进的理由和动力。本书承载了我的梦想与追求，学术路上的酸甜苦辣，凝聚了我求学生涯的感受、想法与收获，也装满了陪伴在身旁的师长、朋友和家人的关爱。

　　感谢我的老师——张日昇先生的培育之恩！在研究生五年的求学生涯中，无时无刻不感受着老师的胸怀和学识。难忘老师"初心不忘"的教诲，让我在心理学的道路上走得更加踏实而笃定。每一个转弯的路口，因为有老师的智慧所以更加明心见性，因为有老师的锻造所以更加结实有力，因为有老师的支持所以更加勇敢自信，因为有老师的理解所以更加温暖感激。在人生的旅途中遇到老师并成为老师的学生，是我的幸运和幸福。老师为我的心理学梦想插上了翅膀，鼓励我在更为广阔的天空中翱翔。

　　感谢我在早稻田大学的联合指导教授——木村裕先生。在日本留学的一年里，获得了木村先生从学术指导到生活起居方方面面的关爱和呵护。先生严谨专精的治学态度、宽厚谦和的品性气质、幽默睿智的谈话风格、饱满抖擞的精神气概给我留下了深刻的印象。留学的时光因为先生的支持和鼓励充满了生机和活力。

　　感谢北京师范大学的邹泓教授、陈英和教授和姚梅林教授，在博士论文开题报告中提供了很多建设性的指导意见，为研究的顺利进行奠定了坚实的基础。谢谢漳州师范学院的陈顺森副教授，作为亦师亦友的大师兄，在本书从准备到实施再到写作的过程中，给予了方方面面的指导和帮助。

本书的研究在实施的过程中，得到了北京科技大学房超老师，北京化工大学须卫老师、徐洁老师，北京邮电大学杜玉春老师的大力帮助，他们的鼓励和支持对于研究的顺利完成起了非常重要的作用。特别感谢武警总医院的许建阳教授，他无偿接纳我去心理门诊实习半年，给我提供了接触个案非常有利的临床环境。此外，感谢在武警总医院工作的史宇医生、胡乃文同学以及其他工作人员，他们的协助和陪伴为我的研究之路增添了很多温馨和快乐。

感谢我的研究室同学孙菲菲、刘亚茵、孙凌、王雪婷、金文亨、姜智玲与我一起共度的美好时光，无论是学习上的交流与切磋，还是生活中的关心与照顾，我都受益匪浅。

感谢多年来一直在我身边支持和鼓励我的朋友们，特别是千里之外的李晓辉和杨梅英，谢谢你们在我脆弱的时候鼓励我，在我迷茫的时候帮助我，在我疲惫的时候安慰我，成长的路上因为你们的携手相伴，让我少了一份孤单多了一份温暖。谢谢我的舍友孙文梅，最艰苦的一段时光我们并肩作战，才有了今天共同的收获和喜悦。

谢谢所有参与到我书中研究的大学生们，谢谢你们在整个过程中的真诚参与和付出，谢谢你们对我的信任，让我走进你们的生命分享你们的故事。

将我最后的感谢送给我生命中最珍贵的礼物——我的家人。20年的寒窗苦读离不开你们的守护与支持，谢谢你们无私的奉献和悉心呵护，谢谢你们精心的培育和含辛茹苦，谢谢你们让我成长为今天的我，勇于承担、锐意进取，谢谢你们让我懂得爱、感恩、珍惜，谢谢你们的陪伴、支持和鼓励，你们的坚毅和爱是我学业上的坚强支柱，是我勇往直前的动力。此生与你们血脉相承是我最大的幸福。

由于本人学识和能力有限，书中不免有许多不足和问题，敬请读者批评指正。

谨以此书献给所有爱我和帮助过我的人！

张　雯
2014年2月28日
于北京青年城馆内